Palliative Geriatrie

in der Praxis Jubiläumsband

Palliative Geriatrie ist für mich Lebenssinn geworden

Marina Kojer im Gespräch mit Gert Dressel

Jubiläumsband zum 10-jährigen Bestehen der Fachgesellschaft für Palliative Geriatrie (FGPG) www.fgpg.eu

Impressum

Bibliografische Information Der Deutschen Bibliothek
Die Deutsche Bibliothek verzeichnet diese Publikation in der Deutschen Nationalbibliografie; detaillierte bibliografische Daten sind im Internet über http://dnb.ddb.de abrufbar.

Bibliographic information published by The Deutsche Bibliothek
The Deutsche Bibliothek lists this publication in the Deutsche Bibliothek; detailed bibliographic data is available in the internet at http://dnb.ddb.de

PALLIATIVE GERIATRIE IN DER PRAXIS | JUBILÄUMSBAND

Palliative Geriatrie ist für mich
Lebenssinn geworden

Marina Kojer im Gespräch mit Gert Dressel

Esslingen: der hospiz verlag, 2024
ISBN: 978-3-946527-59-6

Typografie und Gestaltung: der hospiz verlag, Esslingen

Fotografien: Thomas Werchota, Großhöflein

Druck: MCP, Polen

www.hospiz-verlag.de

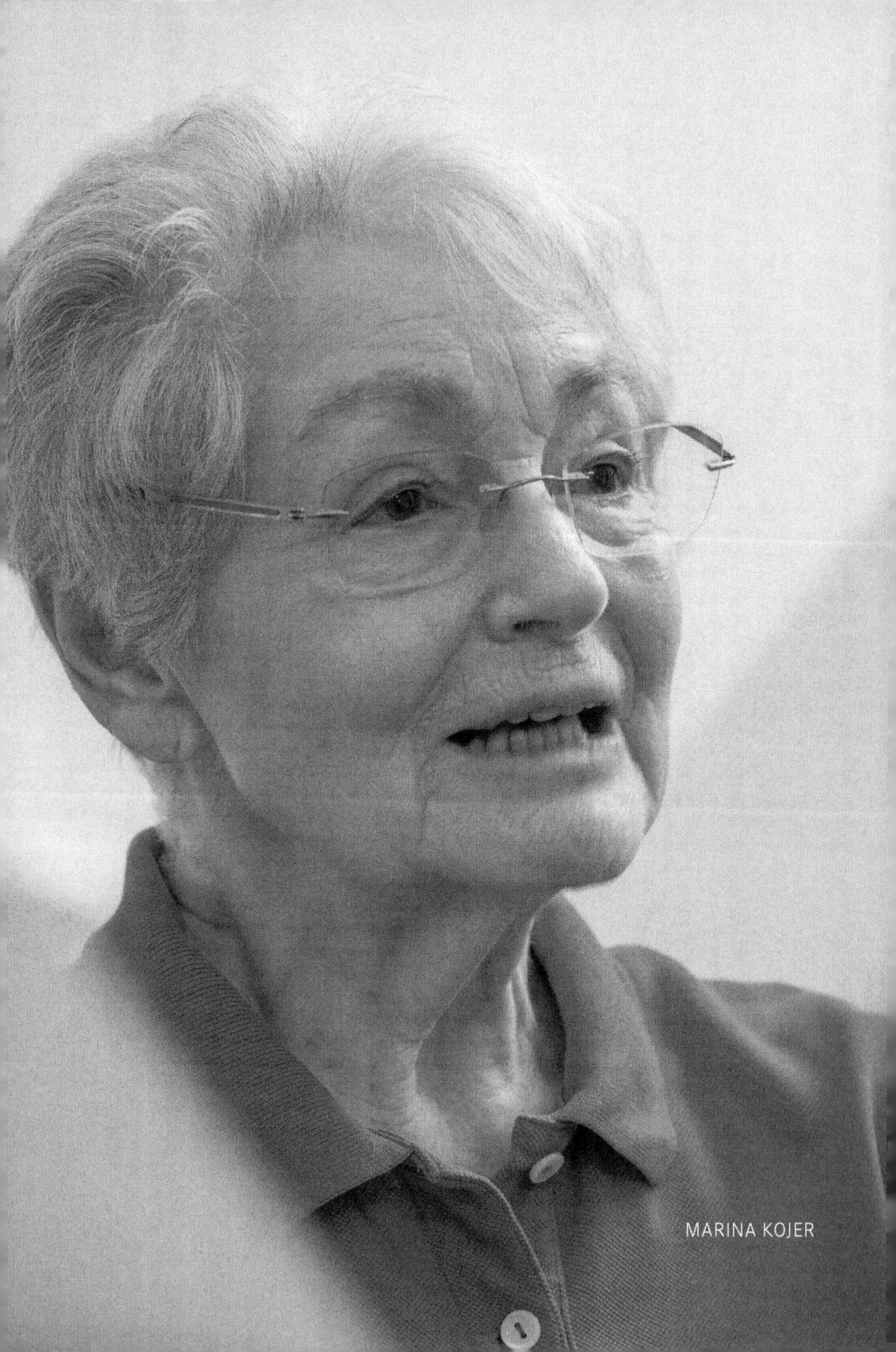
MARINA KOJER

VORWORT

Zum ersten Mal hörte ich Marina Kojer am 9. November 2017 im ersten Interprofessionellen Lehrgang für Palliative Geriatrie über die Anfänge der Palliativen Geriatrie sprechen. Der Lehrgang fand in den Räumen der damaligen IFF in der Schottenfeldgasse in Wien statt. Ich kannte Marina damals schon lange, ich hatte sie Ende der 1990er Jahre kennengelernt und danach viel mit ihr erlebt, war beruflich mit ihr gereist, hatte mit ihr publiziert, gelehrt und geforscht. Ende 2015 beendete Marina ihr „Wanderpredigertum", wie sie es nennt, also ihre Vortragstätigkeit, und war von da an nur noch bereit, für so kurze und narrative Formate wie eben über die Anfänge der Palliativen Geriatrie zu erzählen.

Man hätte eine Stecknadel fallen hören können, so konzentriert und beinahe andächtig hörten wir Marina zu, als sie begann von Bettlägerigkeit, von Visiten in weißen Mänteln, von großen Krankensälen und von Ärzten und Ärztinnen, die nicht gerne arbeiteten, zu sprechen – und dann von den Stuhltagen! Wir konnten sie im Seminarraum beinahe riechen, die Stuhltage, so anschaulich erzählte Marina davon. Und in dieser ganzen „Misere", wie wir eine so unglückliche Situation in Wien nennen, spürten wir Marinas unglaubliche Zugewandtheit zu den alten Menschen mit und ohne Demenz, ihre bewundernswerte Fähigkeit mit ihnen in Kontakt zu kommen, die aus den Geschichten sprach, die sie uns seit damals jedes Jahr im Lehrgang erzählte – und ihren Humor.

Immer wieder dachte ich, wir sollten diese Gespräche auf Tonband aufnehmen. Ich wollte nicht jedes Mal die Stimmung damit ruinieren und ließ es dann wieder bleiben. Ich brauchte lange, um zu verstehen, wie naheliegend die Lösung war für die Frage: Wie können wir Marinas einmalige Erzählungen und damit ihre Arbeit als Pionierin der Palliativen Geriatrie nachhaltig sichern? Es war naheliegend, dabei an Gert Dressel zu denken. Wir beide hatten damals schon sehr lange und sehr gerne zusammengearbeitet und ich wusste daher, dass er ein ausgewiesener Biografieforscher war und ist und wunderschöne Texte in diesem Bereich verfasst. Gert und ich hatten immer wieder miteinander überlegt, einen Antrag für ein Forschungsprojekt zur Oral History der Palliativen Geriatrie zu schreiben.

Ich begann mit vorsichtigen Gesprächen, zunächst jeweils mit Gert und Marina alleine: „Kannst du dir vorstellen, ein biografisches Interview zu führen?" Ich ging ja zunächst von einem einzigen Gespräch aus. Ja, Gert konnte sich das vorstellen, bat aber darum, dass er sich zuerst ein bisschen Zeit dafür freischaufeln konnte. Als erfahrener Interviewer ahnte er, dass es nicht bei einem Gespräch bleiben würde. Auch Marina war zu einem solchen Gespräch bereit, und so fand das erste im Herbst 2022 statt. Ein Jahr lang waren Marina und Gert miteinander im Dialog, zunächst in mehreren längeren Gesprächen, die Gert auf Tonträger aufzeichnete. Edith Auer hat diese in großartiger Qualität transkribiert, wörtlich vom Band abgeschrieben. Gert hat auf dieser Basis die Gespräche thematisch geordnet und einen Entwurf für je ein Kapitel gemacht. Marina hat gelesen und überarbeitet und manchmal auch neu geschrieben, so wurde mir erzählt. Und so wurde nach und nach aus dem einen biografischen Interview, an das ich zunächst dachte, ein ganzes Buch. Meine Neugierde wuchs mit den Seitenzahlen und ebenso meine Freude darüber, dass die Idee, Gert und Marina miteinander bekannt zu machen, offenbar so gut aufgenommen worden war. Es gab noch weitere glückliche Fügungen: Die Fachgesellschaft für Palliative Geriatrie war damit einverstanden, die Entstehung des Buches ideell und finanziell zu unterstützen und der hospiz verlag hatte soeben eine neue Buchreihe „Palliative Geriatrie“ gegründet und nahm den Band gerne in die Reihe auf.

Als ich dann im Sommer 2023 das Manuskript lesen durfte, konnte ich Marina buchstäblich aus den Seiten sprechen hören, so lebendig kamen mir die Texte vor. Und ich konnte noch einmal nachvollziehen, welche Pionierarbeit Marina geleistet hatte, wie sehr sie gegen den Strom der damals gängigen Auffassung von Geriatrie und Palliativmedizin schwamm und mich mit jedem Meilenstein, den sie erreicht hatte und der in dem Text vorkam, mit ihr freuen.

Marina ist ja nicht nur die Pionierin der Palliativen Geriatrie in Europa, sie ist auch Ehrenvorsitzende der Fachgesellschaft für Palliative Geriatrie und war Honorarprofessorin an der IFF, der Fakultät für Interdisziplinäre Forschung und Fortbildung. Die IFF wurde, ebenso wie das Geriatriezentrum am Wienerwald, nur wenige Jahre später geschlossen, beides sehr zu unserem Bedauern. Umso erfreulicher, dass dieser Band nun auch als Ausdruck der Wertschätzung für zwei pionierhafte Einrichtungen vorliegt.

Liebe Marina, lieber Gert, herzlichen Dank, dass ihr die Entstehungsgeschichte der Palliativen Geriatrie in diesem Band so gut nachvollziehbar erzählt und ihr damit zur Nachhaltigkeit verhelft!

Und danke für eure und unsere wunderbare Freundschaft.

Wien, im August 2023
Katharina Heimerl

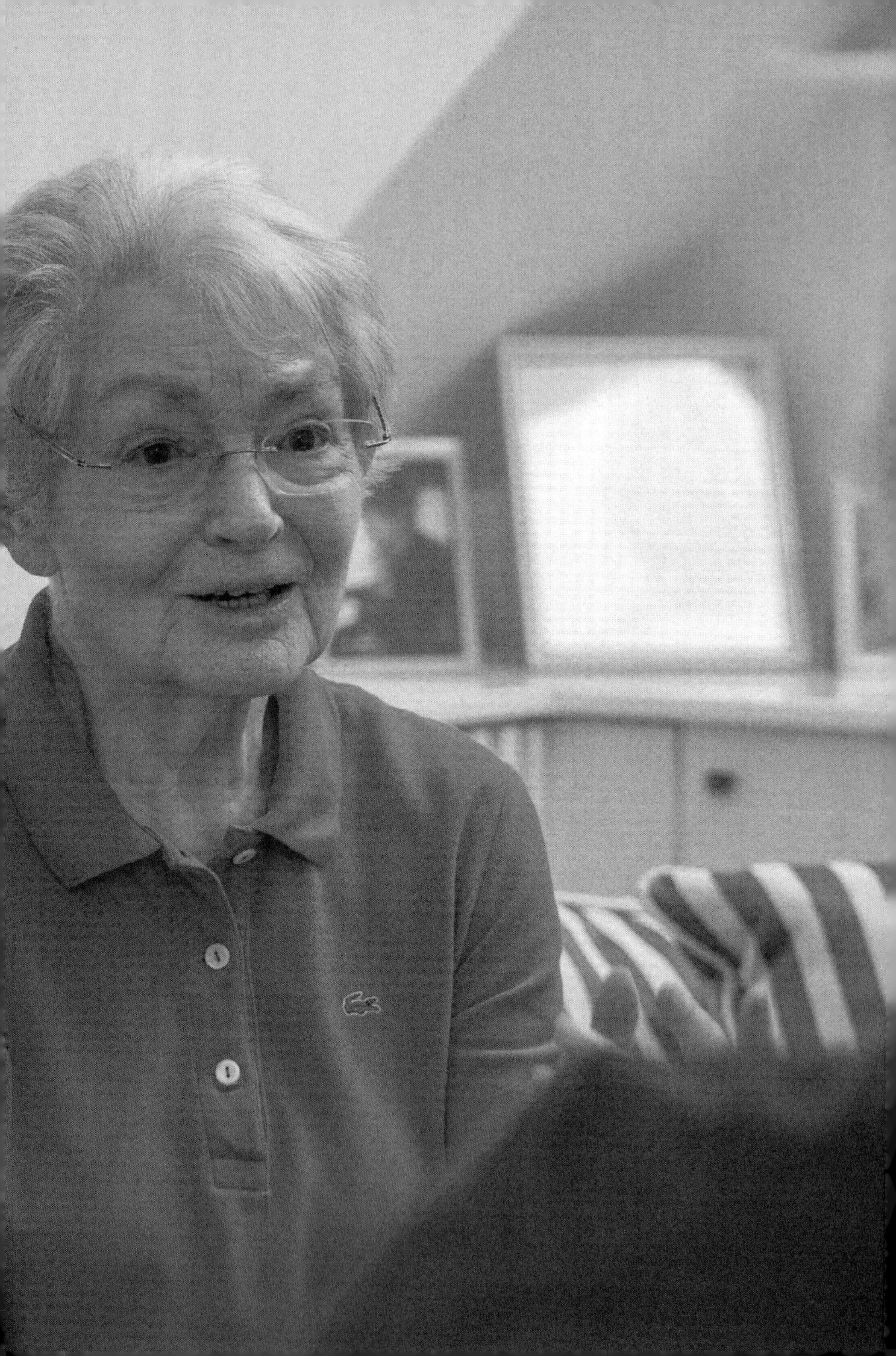

„Kommunikation ist die Kernkompetenz der Palliativen Geriatrie. Mit ihr steht und fällt dieses gesamte Konzept. Und damit hat's eigentlich angefangen …

Ich musste ja selbst erst draufkommen, was man überhaupt machen kann

ANFÄNGE

GERT DRESSEL: *Ich möchte unser Gespräch über die Palliative Geriatrie, über deine Geschichte mit der Palliativen Geriatrie gerne mit dem Anfang bzw. den Anfängen beginnen. Jede Geschichte hat und braucht ja einen Anfang. Wie hat sie bei dir begonnen?*

MARINA KOJER: Ich habe immer schon eine besondere Zuneigung zu alten Menschen gehabt, mein ganzes Leben lang. Schon als junger Mensch und vor allem im Medizinstudium stellte ich mir vor, später einmal mit und für alte Menschen zu arbeiten. Für Akutgeriatrie konnte ich mich damals nicht entscheiden, weil es die noch nicht gab. Heute bin ich darüber froh. Sonst hätte ich vielleicht andere Schwerpunkte gesetzt, primär die Rehabilitation im Auge gehabt und nie den bescheideneren Weg in die Palliative Geriatrie gefunden.

Meinen Turnus[1] nach Abschluss des Studiums machte ich in den 1970er Jahren im damaligen Krankenhaus Lainz, dem jetzi-

1 Turnus bezeichnet in Österreich die Ausbildung zur Allgemeinmedizinerin beziehungsweise zum Allgemeinmediziner in einem Krankenhaus.

gen Krankenhaus Hietzing. Nebenan, am gleichen Areal, lag das damals größte Pflegeheim Europas. Die kranken und pflegebedürftigen Menschen lebten dort in Achtbettzimmern ohne eigenes Bad. Das wusste ich, es hatte mich aber nicht abgeschreckt. Aus heutiger Sicht klingt diese Form der Unterbringung fürchterlich, aber damals waren auch die Patientinnen und Patienten in den Krankenhäusern noch in großen Sälen mit 30 bis 40 Betten untergebracht. Ich dachte, das Pflegeheim Lainz wäre doch eine Möglichkeit für mich, etwas für alte Menschen zu tun, das schaue ich mir an. Daher habe ich sofort nach der Ausbildung dort angefangen. Ich hatte damals noch eine sehr romantische Vorstellung von meinem künftigen Beruf: Ich sah geradezu vor mir, wie sehr die alten Menschen sich freuen, wenn ich zu ihnen komme, ich nahm an, dass ich ihnen immer helfen und sie in zauberischer Weise von ihren Leiden befreien kann. „Was das für ein schönes Arbeiten sein wird!“, dachte ich - und freute mich schon darauf.

Das war deine romantische Vorstellung, hast du gerade gemeint. Wie war es dann in der Realität?

Mein erster Tag im Pflegeheim begann gelinde gesagt unerfreulich. Die Stationsleiterin der Männerstation, der ich zugeteilt war, begrüßte mich mit den knappen Worten: „Frau Doktor, mir ham an Decubitus zum Ausschneiden.“ Und sie führte mich dann umgehend an das Bett eines stark abgemagerten, hochaltrigen Patienten, dessen Gesäß einen riesigen, übelriechenden und missfarbigen Decubitus aufwies. „Aha, das ist wohl die Aufnahmsprüfung“, dachte ich grimmig, „aber damit wirst du boshaftes Weib mich nicht drankriegen.“ Ich zog mir äußerlich völlig ungerührt die Handschuhe an, ergriff freundlich lächelnd Pinzette und Schere und machte mich an die langwierige Arbeit, die Masse an matschigem, nekrotischem Gewebe fachgerecht zu entfernen.

Bald stellte sich heraus, warum der Empfang auf der Station gar so unfreundlich ausgefallen war: Der junge Arzt, der die Station vor mir geleitet hatte, war besonders beliebt gewesen. Zum größten Bedauern des ganzen Teams hat er, kurz bevor ich auftauchte, gekündigt und eine Ordination[2] eröffnet. Dafür musste ich jetzt büßen, auch wenn ich daran naturgemäß völlig unschuldig war. In den ersten Tagen kam jedes Mal, wenn ich eine Anordnung traf, wie aus der Pistole geschossen die empörte Antwort der Stationsleitung: „Aber der Dr. A. hat gesagt ..." Anfangs reagierte ich darauf noch freundlich und verständnisvoll, aber nach kurzer Zeit platzte mir der Kragen. Ich pflanzte mich vor der Stationsleitung auf und sagte so selbstbewusst ich konnte und etwas lauter als gewöhnlich: „Und ich sage jetzt das!" Danach war von „aber der Dr. A. hat gesagt" nie mehr die Rede. Nach kurzer Zeit hatten sich alle an mich gewöhnt und ich habe mich dann auch mit allen gut verstanden, besonders mit der Stationsleitung. Als ich mich nach drei Monaten an eine andere Abteilung versetzen ließ, war das ganze Team traurig. Damals ahnte ich nicht, dass ich rund zehn Jahre später die ärztliche Leitung dieser Abteilung übernehmen würde.

Dein Traum war, als Ärztin mit und für alte Menschen zu arbeiten. Wie ist dir das in diesen drei Monaten gelungen?

Ehrlich gesagt: Mit den Patienten auf meiner Station in näheren Kontakt zu kommen, gelang mir in diesen drei Monaten nicht – mit einer Ausnahme: Ein bereits im jungen Erwachsenenalter völlig ertaubter, nicht sehr alter Mann erzählte mir mit Eifer und großer Freude täglich, was nach seiner Überzeugung am Vorabend in den Fernsehnachrichten berichtet worden war. Außer mir hatte niemand genug Geduld, sich das jeden Tag in voller

2 *Ordination ist der österreichische Begriff für eine Arztpraxis.*

Länge anzuhören. Die mit viel Fantasie zusammengereimten Neuigkeiten waren meist recht erheiternd und immer auch ein bisschen rührend. Der Nachrichtenmelder - wie ich ihn für mich getauft hatte - ist der einzige Patient dieser Station, an den ich mich auch noch nach Jahrzehnten wirklich gut erinnere. Dass ich zu den anderen Patienten kaum Kontakt fand, enttäuschte und bedrückte mich zwar, aber es gab an dieser Abteilung so viel für mich Fremdes, mehr oder weniger Unerfreuliches, zum Teil auch Unakzeptables, dass ich mich in der kurzen Zeit, die ich dort arbeitete, nicht näher mit diesem Problem befasste.

Meine Kolleginnen und Kollegen waren bis auf eine Ärztin in meinem Alter alle schon knapp vor der Pension, in ihrem Verhalten - gelinde gesagt - etwas merkwürdig und, wie es mir vorkam, ziemlich unbeleckt von medizinischem Können und Wissen. Nur die junge Kollegin Susi Pirker fiel aus der Reihe: Sie war nicht nur sehr freundlich und ungewöhnlich hilfsbereit, sondern auch eine wirklich gute Ärztin. Von ihr wird später noch oft die Rede sein. Den einzigen Oberarzt der Abteilung habe ich kaum kennengelernt, da er schwer krank und daher fast nie anwesend war. Er soll ein sehr schätzenswerter Mensch gewesen sein. Wie ich später erfuhr, ist er bald darauf gestorben.

Der Primararzt[3], ein Mediziner vom alten Schlag, war ein älterer Herr, der es sich mit großem Einsatz und viel Enthusiasmus zur Hauptaufgabe gemacht hatte, darum zu kämpfen, Krebskranke, bei denen „nichts mehr zu machen war", mit Hilfe vieler Medikamente etwas länger am Leben zu erhalten. Auch alle anderen Patientinnen und Patienten bekamen zahlreiche Medikamente und vor allem viele Infusionen. Für den Großteil dieser Therapien kamen mir ernsthafte Zweifel, ob sie für die Betroffenen

3 Primararzt ist die österreichische Bezeichnung für Chefarzt.

tatsächlich hilfreich sein konnten. Aber der Chef meinte es wirklich gut mit allen und tat auf seine Weise alles, was in seiner Macht stand - in der Hoffnung damit bestmöglich zu helfen. Bestimmt war es sein Wunsch, seine Abteilung so zu führen wie eine Abteilung im Krankenhaus, ungeachtet der Tatsache, dass sich weder die Patientinnen und Patienten noch das zur Verfügung stehende Personal dafür eigneten. Davon abgesehen setzte er sich, wie ich erfuhr, dankenswerterweise mit großer Ausdauer für positive Veränderungen in diesem riesengroßen Pflegeheim ein und hatte dabei im Laufe der Jahre auch tatsächlich viel erreicht. Zum Beispiel wurden dank seiner Hartnäckigkeit erstmals Physio- und Ergotherapeutinnen und ein Psychologe in einem Pflegeheim fix angestellt. Diese wichtigen Berufsgruppen gehören bis heute leider nur in ganz wenigen geriatrischen Einrichtungen zum Stammpersonal.

„Es gab so viel Fremdes“, hast du vorhin gesagt. Was war für dich denn fremd oder irritierend?

Ich hatte wirklich vom ersten Tag an das Gefühl, am falschen Platz gelandet zu sein. Wie die kluge und liebenswerte Susi Pirker das alles schon seit ein paar Jahren aushielt, war mir ein Rätsel. Und ich konnte mir beim besten Willen nicht vorstellen, dass an allen Abteilungen so merkwürdige Zustände herrschten. Nur ein Beispiel: das Nachspiel eines meiner Nachtdienste. In diesem Dienst spritzte ich einem sichtlich todesnahen Krebspatienten ein starkes Opioid. Er schrie vor Schmerzen, klammerte sich an mich und flehte mich immer wieder mit qualvoll verzerrtem Gesicht an: „Bitte helfen Sie mir!“ Das schwere Schmerzmittel verschaffte dem armen Mann eine schmerzarme Zeit und schenkte ihm wenigstens ein paar Stunden Schlaf. Als ich am nächsten Morgen meinem Chef pflichtschuldig von den

Ereignissen in meinem Dienst berichtete, stieß ich unerwartet auf großes Entsetzen: „Liebe junge Kollegin, ist Ihnen bewusst, dass sie mit Ihrem vorschnellen Handeln möglicherweise das Leben dieses Mannes verkürzt haben?", sprach der Herr Primarius sichtlich erschüttert und legte mir väterlich den Arm um die Schulter. „Ich hoffe, Sie merken sich das für Ihr ganzes Leben." Dieses Erlebnis war für mich übrigens der entscheidende Ausschlag dafür, um Versetzung anzusuchen.

An der Abteilung, an die ich versetzt wurde, würde alles ganz anders und auf jeden Fall viel besser sein. Davon war ich überzeugt. Ich übernahm eine Frauenstation mit 40 Betten. Der erste Tag an meinem neuen Arbeitsplatz brachte aber wieder die Ernüchterung. Denn es war auch hier absolut nicht so, wie ich es mir vorgestellt hatte, nicht einmal das kleinste Bisschen! Zu meinem Entsetzen wollten die alten Frauen überhaupt nichts von mir wissen, ja, sie haben mich nicht einmal angeschaut. Entweder lagen sie im Bett und waren ziemlich apathisch, oder sie saßen oder gingen herum und schauten weg, wenn ich kam. Wenn sie überhaupt mit mir gesprochen haben, waren sie furchtbar unfreundlich oder schimpften. Die Pflegerinnen machten einfach ihre Arbeit, ich konnte nur selten einen irgendwie freundlichen oder gar freundschaftlichen Kontakt zwischen ihnen und den alten Frauen erkennen. Die Ärztinnen und Ärzte waren bis auf ganz wenige Ausnahmen unglaublich faul. Die meisten von ihnen haben damals fast nichts gemacht – oder doch so wenig wie möglich. In der Früh sind sie oft erst später gekommen und dafür zu Mittag früher gegangen. Es war also eine Art Largierjob[4]. Ich war entsetzt! Den Primarius schien es kaum zu kümmern, oder – und so schätze ich ihn eher ein –

4 *Largieren oder laschieren meint im österreichischen Sprachgebrauch: gemächlich vorgehen und – auf den Beruf bezogen – bewusst langsam arbeiten.*

er fand sich auch nur mit dem scheinbar Unvermeidlichen ab. Mein neuer Chef war, wie ich bald herausfand, ein ausgezeichneter und sehr gewissenhafter Internist, von dem ich im Laufe der Jahre sehr viel gelernt habe.

Mit der Zeit habe ich dann herausgefunden, dass ein Arzt, der etwas auf sich hält und über einigermaßen ausreichende Fähigkeiten verfügt, einfach nicht in ein Pflegeheim geht. Das wäre unter seiner Würde gewesen.

Ganz unten im Status?

Ja völlig. Und von den Pflegenden waren viele auch nur deshalb im Pflegeheim, weil sie aufgrund von Fehlern oder Fehlverhalten dorthin strafversetzt worden waren.

Du musst dir den Betrieb im damaligen Pflegeheim Lainz etwa so vorstellen: Man kommt in ein Zimmer und der erste Eindruck ist: Es stinkt schrecklich, nach Harn, Stuhl, Undefinierbarem. Viele alte Menschen liegen in ihren Betten. Später hat sich dann herausgestellt, dass sie im Bett liegen, weil sie im Laufe ihres Aufenthalts einmal krank und bettlägerig geworden waren und von da an für immer liegengeblieben sind. Mobilisation war offenbar noch nicht erfunden. Zumindest kam niemand auf die Idee, es vielleicht doch zu versuchen. „Warum liegt denn diese Patientin im Bett?“, fragte ich – „Na ja, weiß nicht, da liegt sie schon lang.“

Zwei Mal in der Woche war „Stuhltag“, denn fast alle alten Menschen waren obstipiert. Kein Wunder! Fast alle lagen im Bett, und das Essen bestand vorwiegend aus Breikost. Am Abend vorher wurde allen, bis auf die wenigen Glücklichen, die zufälligerweise doch Stuhl gehabt hatten, kräftig Abführmittel eingegeben. Danach wurden sie von oben bis unten in Leinenfetzen eingewickelt. Inkontinenzeinlagen, wie wir sie seit Jahrzehnten kennen, gab es damals noch nicht. So eingewickelt blieben sie bis zum frühen Abend des nächsten Tags liegen. Dann wurden die armen alten Frauen endlich von oben bis unten gewaschen und das ganze Zeug kam herunter. Damit war die mühsame Angelegenheit für das Personal wieder einmal erledigt. Aber Stuhltag - das war für die alten Menschen absolut schrecklich! Kein Wunder, dass sie durch diese regelmäßige Prozedur zudem am ganzen Körper nässende und juckende Ausschläge bekommen haben, besonders in der Leistengegend und um den Anus.

Nach den ersten Tagen habe ich mir gedacht, es gibt nur zwei Möglichkeiten: Entweder ich gehe sofort wieder und sage: „Gut, da habe ich mich geirrt.“ Oder ich versuche etwas zu verändern.

Du bist nicht gegangen, sondern du bist geblieben ...

Na ja, ich habe zunächst doch etwas geschwankt. Ich dachte: „Bin ich eigentlich größenwahnsinnig? Ich komme als unerfahrene junge Ärztin einfach so daher und bilde mir ein, ich kann dann gleich die Welt verändern?“ Aber weißt du, ich bin von Natur aus eher eine Kämpferin. Ich habe mir daher letztlich gedacht: „Wenigstens probieren kann man‘s ja. Und aufgeben kann ich ja immer noch!“ Ich begann erst einmal darüber nachzudenken, womit sich überhaupt beginnen ließe.

Der Anfang konnte nur sein, dass ich mich bemühe, mit jeder der 40 alten Frauen Kontakt zu finden, zu jeder Einzelnen eine Beziehung und allmählich auch ein Vertrauensverhältnis aufzubauen. Natürlich sah ich es auch als meine Aufgabe, eine gute Beziehung zum Pflegepersonal zu suchen. Ich wusste aber: Um etwas verändern, verbessern zu können, muss es mir vor allem gelingen, den Weg zu den alten Menschen zu finden, sie allmählich besser zu verstehen und ihre Bedürfnisse zu erkennen. Ich wusste jetzt, dass ich auf sie zugehen muss und nicht darauf warten kann, dass sie mir gleich um den Hals fallen oder zumindest auf halbem Weg entgegenkommen. Und von diesem Plan habe ich mich auch nicht durch unfreundliche Gesichter und ziemlich unfreundliche Worte abschrecken lassen. Um sich den herrschenden Umgangston vorzustellen, muss man wissen, dass im Pflegeheim Lainz ja nicht gerade die Crème de la Crème der alten Menschen untergebracht war. Wer es sich leisten konnte, war in einem privaten Pflegeheim. In Lainz waren zum Großteil Menschen der untersten Einkommensschichten, mit ganz niedrigen Pensionen. Für sie übernahm die Gemeinde Wien einen erheblichen Teil der anfallenden Kosten. In dieser Umgebung habe ich überhaupt erst Wiener Dialekt gelernt. Bei uns zu Hause, in einem gutbürgerlichen Haus, war eher ein gepflegtes Hochdeutsch mit Wiener Färbung gesprochen worden, vor allem von meinen Großeltern, die noch in der Kaiserzeit groß geworden waren. In Lainz habe ich mir das Wienerische sehr rasch angeeignet. Jetzt bin ich darin schon lange fast perfekt.

Ich habe mich sehr bemüht, den alten Frauen während der täglichen Visite näherzukommen. Ich setzte mich an den Bettrand, fing mit einem Gesprächsangebot an und schaute, was kommt. Und mit der Zeit ist eben bei allen etwas gekommen. Die meisten dieser alten Menschen hatten ja im Lauf ihres Lebens und auch im Heim viele schlechte Erfahrungen gemacht. Sie waren über weite Strecken hundsmiserabel behandelt und daher natürlich auch misstrauisch geworden. Ja, sie waren sehr misstrauisch und das zurecht, aber sie waren nicht unnahbar, sie wurden sogar durchaus nahbar, sobald sie Vertrauen fassen konnten. So ist es mir mit der Zeit gelungen, zu allen 40 Patientinnen eine ihnen gemäße Beziehung aufzubauen. In den Heimen waren damals noch lange nicht so viele demenzkranke Menschen wie 20 oder 30 Jahre später. Einige waren aber doch auch damals schon fortgeschritten dement. Ich habe sehr bald gemerkt, dass man bei ihnen nur über's Reden nicht sehr weit kommen kann. Leichter kam der Kontakt durch zuwendende Berührungen zustande. Blickkontakt zu finden war jedes Mal ein Erfolg und eine große Freude! Je weiter die Demenz fortgeschritten ist, desto dringender brauchen wir ehrliche Zuwendung und sprechende Hände, damit die Beziehung gelingt.

Damals wurden kranke Menschen von Ärztinnen und Ärzten fast nur berührt, um sie zu untersuchen. Das Handgeben zur Begrüßung war überhaupt nicht üblich. Ich habe, wenn ich in ein Zimmer gekommen bin, immer jede Einzelne mit ihrem Namen begrüßt und ihr die Hand gegeben. Einige wenige waren zuerst abweisend und haben meine ausgestreckte Hand einfach ignoriert. Dann habe ich scherzend gefragt: „Na, möchten S' mir net die Hand geben?"- „Jo, jo, warum net? Warum net?" Letztlich ist zu jedem einzelnen alten Menschen eine spezielle, eine ganz individuelle Beziehung entstanden. Ich erinnere mich an eine alte Dame, die einmal ganz erstaunt gesagt hat: „Hearn S', Sie san jo a liabe Gretl."

Die Stationsschwester, mit der ich mich später sehr gut verstanden habe, war zunächst ziemlich unglücklich mit mir, denn sie musste damals, was heute kaum mehr üblich ist, bei der ganzen Visite mit mir mitgehen. So ist sie jeden Tag zähneknirschend zwei Stunden mit mir mitmarschiert, denn mindestens so lange habe ich gebraucht, um einmal durch alle Zimmer zu gehen. Verständlich, dass sie das zunächst überhaupt nicht freute, aber bereits nach zwei oder drei Wochen sagte sie zu mir: „Wissen S‘, Frau Doktor, i geh jetzt recht gern mit Ihna mit, i kaun jo dabei meine Tabellen schreiben. Owa wann Sie mit de Leit g‘redt haum, hauma an gaunzn Tog a Ruah!“[5]

Das hört sich nach einer Win-Win-Situation an, wie man neudeutsch sagt.

Ja, absolut! Außerdem ist sie später draufgekommen, dass es etwas Schönes ist und Freude macht, wenn man mehr Kontakt mit den alten Frauen hat und auch gefühlsmäßig an der Arbeit beteiligt ist, die man so oder so leisten muss. Und mein Chef, der Primararzt, der von der Stationsschwester gehört hatte, dass ich zwei Stunden oder manchmal auch länger Visite mache, fragte mich einmal: „Sagen Sie, was machen Sie eigentlich so lange?“ – „Na ja, ich spreche halt mit den Patientinnen.“ – „Aber mit denen kann man ja nicht reden“, meinte er ganz erstaunt. Aber ich konnte mit ihnen reden. Das war das Erste, was mir wirklich Freude und auch Mut dafür gemacht hatte, es weiter zu probieren.

Und dann, eines Tages kommt eine Schwester auf mich zu und sagt: „Na Frau Doktor, des gfoit ma owa, wos Sie do mochen.“[6] Habe ich gesagt: „Wissen Sie, es ist ja viel schöner zu arbeiten, wenn ma a bissel Kontakt hat mit den Leuten, man muss halt mit ihnen a bissel reden.“ – „Jo, des hob i jetzt a g‘sehn, de schaun Sie jo an und die lachen und so.“ Dann habe ich sie gefragt: „Wollen Sie einmal zu ein paar mit mir mitgehen?“ – „Ja, möcht ich schon.“ Und dann habe ich ihr auch medizinisch ein wenig was gezeigt. „Die hot a Bronchitis, wollen S‘ amal horchen, wie das klingt?“ Ich habe ihr das Stethoskop gegeben, sie horchen

5 *„Wissen Sie, Frau Doktor, ich gehe recht gerne mit Ihnen mit, ich kann ja dabei meine Tabellen schreiben. Aber wenn Sie mit den Leuten geredet haben, haben wir den ganze Tag Ruhe.“*

6 *„Na, Frau Doktor, das gefällt mir aber, was Sie da machen.“*

lassen und gesagt: „Hören Sie das Rasseln in der Lunge?" – „Jo, wirklich wahr!" Eine Patientin hatte einen aufgeblähten Bauch. „Jetzt horchen S' amal, wie des klingt, wie wenn man auf eine Trommel schlägt." Etwas Kompetenz wollte ich damit vermitteln und vor allem das Gefühl geben: Du bist wichtig; wenn du hier arbeitest, sollst du doch auch wissen, um was es hier medizinisch geht. Wenn du die Patientinnen genau beobachtest, kannst du zum Beispiel dazu beitragen, damit ich ihnen besser und rascher helfen kann. Mit der Zeit hatte sich, ohne dass ich von mir aus in dieser Hinsicht auf die Schwestern zugegangen wäre, die Stimmung allmählich geändert. Durch mein Verhalten ist eine Vorbildwirkung entstanden, die ich ursprünglich gar nicht beabsichtigt hatte. Später habe ich diese Vorbildfunktion bewusst eingesetzt, aber damals noch nicht.

Du hast einfach getan.

Ich musste ja selbst erst draufkommen, was man überhaupt machen kann. Wie soll ich wissen, was sich ein Mensch wünscht, was er braucht, oder was für ihn wichtig ist, wenn ich nicht in Kontakt treten, wenn ich überhaupt nichts von diesem Menschen in Erfahrung bringen kann? Durch mein Bemühen, meine tastenden Versuche, den alten Frauen näherzukommen, begann sich auf meiner Station die Haltung in der Pflege ein bisschen zu ändern – wie gesagt, noch ganz ohne mein bewusstes Zutun. Fortbildungen, wie wir sie heute kennen, hat es damals im Bereich der Altenpflege noch nicht gegeben.

Und dann kam eine junge diplomierte Krankenschwester neu auf die Station. Ich bleibe übrigens bei der ‚Krankenschwester'. Das sagt man ja heute nicht mehr, aber damals hieß es noch so, und ich war jahrzehntelang daran gewöhnt. Es kam also diese

Schwester Isabella, die ebenso wie ich etwas verändern wollte, auch wenn sie zunächst nicht genau wusste, was. Ich habe vorhin bereits erzählt, dass so viele Patientinnen im Bett lagen. Für mich gab es dafür bei vielen eigentlich keinen Grund. So habe ich die neue Schwester gefragt: „Isabella, sollen wir nicht einmal versuchen, die eine oder andere zu mobilisieren?“ Sie war sofort dafür: „Na ja, probier ma‘s halt!“ Wir haben bei einer alten Dame begonnen, die mir - frisch und gesund wäre übertrieben - aber doch nicht so krank und müde vorgekommen ist, dass sie unbedingt im Bett liegen musste. Wir haben sie miteinander aufgesetzt, querbett gesetzt, hinten etwas gestützt, sie ein paar Minuten so sitzen lassen und dann wieder hingelegt. Das ist gut gegangen. Ich habe laufend den Puls kontrolliert, da war alles in Ordnung. Ein paar Tage haben wir das so gemacht - und dann: „Jetzt probieren wir es, sie rauszusetzen.“ 14 Tage später hat sie begonnen zu gehen! Durch diesen Erfolg ermutigt haben wir geschaut, bei wem geht‘s, bei wem geht's nicht. Bei allen gelang es nicht, sie wieder aus dem Bett zu bringen, aber bei einigen doch.

Mit der Zeit sind mir ja die Details erst so richtig aufgefallen. Zuerst war nur der schreckliche Gesamteindruck, erst dann habe ich die Einzelheiten wahrgenommen. Die alten Menschen sind zum Beispiel immer auf dem Rücken im Bett gelegen. Die Rückenstütze wurde zu Mittag ein bissel, aber nicht sehr viel in die Höhe gestellt. Bei vielen ist dann der Teller auf der Brust gestanden. Einmal sagte ich zu einer Schwester: „Möchten Sie so essen?“ -„Nein.“ - „Glauben Sie, dass unsere Patientinnen so essen möchten?“ - Stille. Diese Unsitte haben wir auf die Dauer abgestellt. Wir haben die Lehne ganz aufgestellt, das Betttischerl genommen und den Teller dort draufgestellt. Das hat wunderbar geklappt. Die Stationsschwester, wirklich eine ganz liebe Person, hat mit der Zeit bei allen Neuerungen freudig mitgemacht.

Die Geschichte der Veränderungen hat sich über Jahre gezogen. Man kann nicht alles auf einmal angehen, das geht nicht. Zuerst musste das Wichtigste gelingen, und das Wichtigste ist, in Kontakt zu kommen, die Menschen kennenzulernen und ihr Vertrauen zu gewinnen. Und dann - und das war ganz schwer - mussten wir die Stuhltage wegbekommen. Stuhl gehört zu den heiligen Kühen der Pflege. Das haben wir auch später in der Begleitung Sterbender festgestellt. Es war schwer, die Pflege davon zu überzeugen, dass man unter Umständen auch drei oder vier Tage keinen Stuhl haben kann, ohne dass gleich Abführmaßnahmen eingeleitet werden müssen. Das gilt vor allem im Vorfeld des Todes, wenn Sterbende wenig oder gar nicht mehr essen. Also der Stuhl: „Was soll ma denn machen? Die miassn ja an Stuhl ham."

Aber du hast die Stuhltage wegbekommen?

Ja, mit viel gutem Zureden und individuell abgestimmten ausgewogenen Abführmaßnahmen - aber nur auf meiner Station. Als dann die wegwerfbaren Inkontinenzeinlagen kamen, wurde es insgesamt leichter. Außerhalb meiner Station konnte ich zunächst nicht wirklich Berge versetzen. Als ich nach etlichen Jahren Oberärztin wurde, wurde meine Einflusssphäre schon etwas größer. Und dann übernahm ich zusätzlich die Nachbarstation, weil die Ärztin in Karenz[7] gegangen war. Mit dieser zweiten Station kam ich auch ziemlich weit. Und ich konnte dann mit der Zeit auch im ganzen Haus ein bisschen mehr Einfluss nehmen. Aber so, dass ich grundlegend auf den anderen Stationen etwas verändern konnte, war es nicht. Das habe ich dann auch gemerkt und eingesehen, dass das hoffnungslos ist. Aber ein wenig Einfluss habe ich schon gehabt, vor allem auf einer der

7 *Karenz meint in Österreich die Freistellung von einem Arbeitsverhältnis, zum Beispiel nach der Geburt eines eigenen Kindes oder für eine längere Fortbildung.*

beiden Männerstationen. Dort bin ich mit der noch jungen Stationsleitung oft ins Gespräch gekommen und habe festgestellt, dass sie in manchem ähnliche Vorstellungen wie ich hatte.

Auf dieser Station habe ich mich einiger Patienten besonders angenommen, die mit ihrer Situation sehr unglücklich waren. Ein alter Herr, um den sich sein Sohn sehr kümmerte, war in einem psychisch sehr schlechten Zustand, körperlich ging es ihm dabei gar nicht so schlecht, aber eben psychisch. Er hatte sich selbst irgendwie aufgegeben. Bei ihm bin ich vor allem in den Nachtdiensten oft gesessen und habe viel mit ihm gesprochen. Er bekam dann wieder ein bisschen Lebensmut, das war wirklich schön. Als ich nicht sehr lange danach mit der Leitung einer Abteilung betraut und nach österreichischem Sprachgebrauch somit Primaria wurde, hatte ich mit Vater und Sohn ein lustiges Erlebnis: Nach ein paar Wochen kam der Sohn mit dem alten Herrn zu mir und sagte: „Mein Vater hat sich mit Ihrer Hilfe so erholt, dass ich ihn jetzt wieder mit mir nach Hause nehmen kann." Das hätte er mir zu verdanken. Um mir das mitzuteilen, wollte er mich unbedingt noch einmal mit seinem Vater besuchen. Außerdem hatte er gehört, dass ich ‚Primaballerina' geworden sei und wollte mir dazu herzlich gratulieren. Das war wirklich entzückend. Ich musste mich sehr beherrschen, um nicht loszulachen. Na ja, das waren liebenswerte, einfache Menschen, und „Primaria" war für sie so etwas Fremdes.

Du bist also Primaria geworden…

Ja, so war es. Als ich die Leitung dieser Abteilung übernahm, war ich bereits zehn Jahre im Pflegeheim Lainz tätig. In der Zwischenzeit hatte ich schon oft und viel darüber nachgedacht, was in der Beziehung zwischen den Berufsgruppen und Hierarchieebenen grundlegend anders laufen müsste, nicht nur könnte, sondern unbedingt müsste, um ein gutes, von gegenseitigem Vertrauen getragenes Miteinander und gute Entscheidungen zu gewährleisten. Wenn Entscheidungen grundsätzlich nur von oben nach unten, das heißt ausschließlich von Leitungspersonen getroffen werden, verliert die Einrichtung nicht nur jede Menge an Wissen und Erfahrung. Die Arbeit wird auch für alle Mitarbeitenden uninteressanter und freudloser, weil ihre Meinung niemanden interessiert und ihre Argumente ohnedies nichts bewirken können. Die Krankenschwester, die die Patientin den ganzen Tag betreut, kann oft besser beurteilen, ob sie Schmerzen hat als die Stationsleitung oder die Ärztin. Die Abteilungshelferin, die jeden Tag mit der alten Dame plaudert, weiß oft besser als alle anderen, warum sie traurig ist oder plötzlich keinen Appetit hat. Nur von oben nach unten und nicht von unten hinauf – das kann nicht gut gehen! Vor allem dann, wenn es nicht nur um organisatorische Fragen geht, sondern um Entscheidungen, die eine Patientin oder einen Patienten betreffen, ist es wichtig, dass alle mitreden und zuletzt immer das bessere Argument ausschlaggebend ist und nicht die Stufe in der Hierarchie.

Nur so können Wissen und Erfahrung aller Mitarbeitenden in die Entscheidungen miteinfließen, nur so kann eine von gegenseitigem Vertrauen getragene Zusammenarbeit entstehen. Gerade in einem Pflegeheim müssen sehr oft Entscheidungen mit und für Menschen getroffen werden, die zu krank, zu schwach, zu müde, zu taub, zu sprachlos, zu fortgeschritten dement sind, um unsere Fragen zu beantworten oder für sich selbst zu entscheiden. Ich habe diese Form der Zusammenarbeit, in der ohne Rücksicht auf ‚oben' und ‚unten' einfach nur die verschiedenen Formen der Kompetenz anerkannt werden, den ‚hierarchiefreien Raum' genannt, in dem Entscheidungen getroffen werden sollen. Damals dachte ich: Falls ich einmal eine Abteilung leiten sollte, wäre das eine der wesentlichen Änderungen, die ich mir vornehme.

Und wie ich mitten in diesen Überlegungen war, ist ein Primararzt in Pension gegangen, und ich habe mich entschlossen, mich zu bewerben. Mit sehr gemischten Gefühlen! Und recht habe ich gehabt mit den gemischten Gefühlen, denn ein Großteil von dem, was für mich in meinem Beruf das Allerschönste ist, geht zwar nicht ganz verloren, aber man muss große Abstriche machen und weitgehend darauf verzichten.

Wenn du nach oben in der Hierarchie gehst?

Ja, so ist es. Ich habe auch als Primaria Visite gemacht, auf jeder Station einmal in der Woche, zwar nicht zwei Stunden, das kann man nicht machen. Wenn man die Stationsteams den halben Vormittag in ihrer Arbeit behindert hätte, wären sie narrisch geworden. Aber zumindest eine gute Stunde haben meine Visiten gedauert, und das ist für Primarärztinnen und -ärzte schon sehr lang. Üblicherweise dauert so eine Visite nicht viel länger als eine Viertelstunde. Aber dass man jede Patientin wirklich gut kennt, sich für jede Zeit nehmen kann, dass man sich an den Bettrand setzt, falls nötig auch jeden Tag, das ist nicht drin. Auch dass aus den Begegnungen tragfähige Beziehungen werden, gelingt in dieser Position nicht mehr. Diese unmittelbare Nähe geht verloren, auf die muss man lernen zu verzichten.

Hast du auch etwas gewonnen?

Ich habe sehr viel gewonnen. Ich habe die Möglichkeit gewonnen, mit meinem großen, interprofessionellen Team erfolgreich nach Wegen zu suchen, multimorbiden, weitgehend hilflosen alten Menschen mit und ohne Demenz ein gutes Leben bis zuletzt zu ermöglichen. Manche meiner Ideen - wie der hierarchiefreie Raum - waren von Anfang an schon ziemlich ausgereift, das meiste haben wir in unserer gemeinsamen Arbeit entdeckt, manches erwies sich auch als unrealistisch und musste verworfen werden. Das, was sich allmählich entwickelte, hatte noch nicht den Namen Palliative Geriatrie, es hatte zu dem Zeitpunkt noch gar keinen Namen.

Mir war immer klar, dass es auf jeden Fall ein interprofessionelles Team braucht, um alte Menschen gut zu betreuen und dass alle Berufsgruppen, die mit den alten Menschen zu tun haben, geachtete Mitglieder dieses Teams sein müssen. Das ist etwas, was ich mir immer gewünscht habe! Denn anders kann es nicht gelingen, dass sich die Menschen, die wir betreuen, als Personen, als gleichberechtigte Individuen anerkannt, respektiert und wertgeschätzt fühlen. Und was für mich noch vordringlich war: Unsere Patientinnen und Patienten sollten mit ihren Bedürfnissen, Wünschen und Nöten wirklich im Mittelpunkt stehen. In allem, was geschieht, sollten ihre Ansprüche immer vor den Ansprüchen der Institution kommen. Leider ist es ja meistens umgekehrt, aber das kann doch nicht sein! Es ist doch unvorstellbar, dass die Menschen, für die diese Einrichtungen bestehen, aus deren bestmöglichem Wohlbefinden sie erst ihre Daseinsberechtigung beziehen, weniger wichtig sein sollen als die tadellose Administration, mit der die Institution ihre eigenen Bedürfnisse bedient.

Das hat mein ganzes weiteres Leben beeinflusst

FRÜHE ERFAHRUNGEN EINER PIONIERIN

Bevor wir auf dein weiteres Tun und Wirken im Pflegeheim Lainz zu sprechen kommen, das dann ja zum Geriatriezentrum am Wienerwald wurde ... mich beschäftigt beim Zuhören: Da kommt die junge Frau Dr. Kojer mit all ihren Träumen auf die Station, gerade war sie noch Turnusärztin. Sie wird von der Realität völlig ernüchtert, lässt sich aber letztlich nicht erschüttern, auch wenn Vorbilder gar nicht da sind und mögliche Verbündete erst gefunden und überzeugt werden müssen. Wieso gerade die Marina, wieso gerade du? Du hast vorher von deiner frühen Zuneigung zu alten Menschen gesprochen. Die fällt ja nicht vom Himmel. Wer oder was war wichtig, bevor du dich beruflich so engagiert hast?

Meine Großmutter! Meine Großmutter war vor allem meine erste große Liebe. Sie war nach dem Zweiten Weltkrieg in einem gesundheitlich sehr schlechten Zustand und weit über ihr Alter hinaus biologisch alt. Es war für mich, schon als Kind, immer eine Selbstverständlichkeit, auf sie Rücksicht zu nehmen. Und wenn ich ihr gegenüber Fehler gemacht habe – und die habe ich oft gemacht –, hat mir das jedes Mal wahnsinnig leidgetan. Sie hat mich durch ihre unendliche Güte berührt und entscheidend beeinflusst, mein Gefühl für Recht und Unrecht, für Gut und Böse geprägt und mich oft beschämt, weil ich als Kind selbst halt gar nicht gütig war. Sie hat in mir den Wunsch wach werden lassen, später einmal, wenn ich erwachsen bin, etwas für alte Menschen zu tun. Ich wünschte mir, mit alten Menschen zusammen zu sein, alten Menschen zu helfen. Das kommt mir jetzt, viele Jahrzehnte später, ein bisschen komisch vor, weil ich mittlerweile selbst schon eine alte Frau bin.

Worin hat sich denn die Güte deiner Großmutter gezeigt?

Ich habe nie auch nur ein einziges böses Wort von ihr gehört, das heißt aber nicht, dass sie auf alles Ja gesagt hätte. Aber sie strahlte etwas aus, was man die eherne Güte nennen könnte. Dabei gab es bei uns strikte Regeln, man könnte also auch mit Recht sagen, dass sie streng gewesen ist. Aber ich habe das nie als Strenge empfunden. Zum Beispiel stand fest, dass man aus vielen Gründen nichts Negatives über das Essen sagen darf. Einer dieser Gründe war: „Essen ist ein Geschenk." Wenn ich trotzdem raunzte, sagte sie sehr ernst: „Versündige dich nicht!", obwohl sie überhaupt nicht fromm war, sie war sogar ganz unfromm. Manchmal, wenn mein Bruder oder ich nicht aufhören wollten herumzumeckern, hat sie auch einfach gesagt: „Weißt du, Essen ist kein Thema." Damit war die Sache erledigt. Es ist ihr nie eingefallen zu sagen: „Also, jetzt wirst' einmal ruhig sein, sei dankbar für das, was es gibt, sei froh, dass du überhaupt was zu essen kriegst, im Krieg haben die Leute das Gras ausgerissen und gegessen." Nein, das ist nie vorgekommen, sie ist immer ganz freundlich und zugewandt geblieben und hat unserer Raunzerei damit den Wind aus den Segeln genommen.

Wenn du an deine Großmutter denkst, was fallen dir noch für gemeinsame Geschichten ein?

Wir haben zum Beispiel immer sehr viel miteinander gelesen: Gedichte, Geschichten und auch Theaterstücke mit verteilten Rollen. Dadurch war sie ganz maßgeblich an meiner Hinwendung zur Sprache und an meiner Freude am Lesen, an Gedichten, überhaupt an der deutschen Literatur beteiligt. Angefangen haben wir, als ich in der Volksschule war, mit Balladen, die noch so richtig kindgerecht waren. Dann haben wir uns zu Balladen von Goethe und Schiller gesteigert, lange bevor ich sie in der Schule gelesen habe. Noch später wandten wir uns der Lyrik zu, von Eichendorff bis Rilke. Dabei ist meine Großmutter selbst nur sechs Jahre in der Schule gewesen. Sie hat sich später alles selbst angeeignet, von Literatur über Psychologie bis zu Philosophie. Sie hat mich dann auch mit den Gedanken Sigmund Freuds bekannt gemacht, nicht mit den genauen Inhalten, die, wie man damals sagte, „für Kinder unpassend" waren, aber doch mit seinen wesentlichen Grunderkenntnissen, allen voran mit der Bedeutung seelischer Vorgänge und mit der Rolle, die das Unbewusste spielt. Vor dem Krieg hatte sie an Kursen von Freud für interessierte Laien teilgenommen. Sie gab mir auch die erste Ausgabe von ‚... trotzdem Ja zum Leben sagen' von Viktor Frankl, als ich 12, 13 oder 14 Jahre alt war. Dieses Buch hatte einen maßgeblichen Einfluss auf mein Leben. Die Überzeugung, dass mein Leben einen Sinn hat, auch wenn ich ihn in dunklen Stunden nicht erkennen kann, hat mich nie mehr verlassen. Diesen Sinn habe ich als Ärztin und Psychologin vor allem in der Aufgabe gefunden, dafür zu arbeiten, darum zu kämpfen, dass hochbetagte, zunehmend hilflose Menschen bis zuletzt ein gutes Leben haben.

Später, als ich in der Oberstufe war, hatten wir jeden Tag eine gemeinsame Teestunde. Meine Großmutter war kränklich und leicht ermüdbar. Daher legte sie sich nach dem Mittagessen immer nieder. So gegen halb vier stand sie wieder auf. Um vier Uhr haben wir miteinander Tee getrunken, solange sie gelebt hat. Es gab immer ein paar trockene Kekse zum Tee, jede von uns knabberte dann an einem - aber nicht mehr - von ihnen. Im Grunde waren die Kekse eigentlich mehr ein Symbol. Sie gehörten zum Ritual dieses für uns beide wichtigen täglichen Zusammenseins. Wir sind beim Tee gesessen und haben uns über die Geschehnisse des Tages unterhalten, aber auch über Gott und die Welt sowie über Dinge, über die ich nachgedacht habe, und über Dinge, über die sie nachgedacht hat.

Zum Beispiel: Sie machte sich gegen Ende ihres Lebens Sorgen, weil sie wegen ihres weit fortgeschrittenen Grauen Stars sehr schlecht sah und fürchtete, zu erblinden. Im Gegensatz zu heute war die Cataract-Operation damals noch ein großer und schwerer Eingriff. Meine Großmutter hatte ein sehr schwaches Herz, daher wurde ihr von einer Operation abgeraten. Im nächsten Atemzug erzählte sie mir, dass sie sich entschlossen hatte, blind Schreibmaschineschreiben zu lernen. Das hat mich total beeindruckt. Sie sagte: „Ich rechne damit, dass ich bald nicht mehr sehen kann. Aber Schwierigkeiten sind dazu da, um überwunden zu werden.“ Sie hat ihren Vorsatz auch in die Tat umgesetzt. Das war ihr wichtig, denn sie war ein schreibender Mensch - so wie ich. Sie schrieb Gedanken über das Leben nieder, und sie schrieb vor allem Gedichte. An eines ihrer Gedichte musste ich später oft denken: Es handelt von einer alten Frau, die still dasitzt, das Leben Revue passieren lässt und wartet.

Mit leicht gefalteten Händen sitzt sie da
und wartet auf den letzten Gast.
Wie so oft in ihrem langen Leben, das nun
an ihr vorüberzieht, denkt sie der vielen,
die gekommen und gegangen, in Leid und Freude
ihr verbunden waren.
Darunter mancher, der auch weniger willkommen.
Und dieser Letzte nun, wie stehts mit ihm?
Wird er sie sanft in seine Arme nehmen?
Geduldig sitzt sie da und wartet.
Sie wartet, bis der letzte Gast gekommen.

Dieses Gedicht hat mich auch später als Geriaterin ein Stück weit begleitet.

Wenn ihr eure gemeinsame Teestunde hattet, welche Themen hattet ihr noch?

Oft sprachen wir über Literatur. Was sie gelesen hat, was ich gelesen habe, was wir vielleicht noch gemeinsam lesen könnten. Wir sprachen über Religion und dann in ihren letzten Jahren – mein Großvater war einige Zeit vor ihr gestorben – über das Alleinsein. Aber sie hat mich nie mit ihren Sorgen belastet, nie! Ich habe aber auch nicht danach gefragt. Im Nachhinein tut mir das leid. Vermutlich hätten ihr mein Verständnis und mein Mitgefühl gutgetan. Aber wenn man sehr jung ist, denkt man nicht genug darüber nach, was andere, vor allem so viel ältere Menschen, belasten könnte. Ich habe mir nicht den Kopf über Dinge zerbrochen, die sie damals belastet haben müssen, nicht daran gedacht, wie es sein muss, wenn der Partner stirbt, mit dem man 50 Jahre lang Freud und Leid geteilt hat. Ich habe sie nie danach gefragt. Vielleicht wäre sie froh gewesen, mit mir darüber sprechen zu können? Erst einige Zeit nach ihrem Tod habe ich bei Durchsicht ihrer Schriften entdeckt, dass sie ihrem Schmerz in einer Reihe von Gedichten Ausdruck verliehen hat.

Ich steh' vor deinem Kleiderschrank
und spür' den leisen Hauch Lavendel
und auch Medizinen, der dir eigen.
Und zärtlich streichle ich den Ärmel
wie früher oft.
Nun bist du fort und kommst nicht mehr.
Und doch - solange mich
die kleinen Dinge deines Alltags hier umgeben,
bist du noch nah.
Ich könnte denken,
du seist nur verreist,
du kehrst zurück und findest deine alte Ordnung.
Nun soll ich fort
und ich verliere dich
zum zweiten Mal.
Diesmal für immer.
Ich Törin! - doch
wie hängt das Herz an äußerlichen Dingen.

In meiner Volkschulzeit erzählte sie mir oft von ihrer Kindheit und wie gerne sie länger in die Schule gegangen wäre. Sie erzählte auch häufig vom Ersten Weltkrieg, in dem mein Großvater als Offizier gekämpft hatte und für seine Verdienste mit etlichen Orden ausgezeichnet worden war. Sie war ihm damals, wie die meisten Offiziersfrauen, mit ihrem kleinen Sohn in die Garnison nach Ungarn nachgereist. Über traurige Kriegsereignisse und darüber, dass der Krieg verloren ging, und die schlimmen Konsequenzen für Österreich sprach sie nie. Über manches wollte sie überhaupt nicht reden, vor allem nicht über den Zweiten Weltkrieg. Ich kann mich an kein einziges Gespräch erinnern, in dem wir vom Krieg sprachen, der damals ja noch gar nicht so lang zurücklag. Von der großen und weitverzweigten jüdischen Familie hatten nur meine Großeltern, meine Mutter, ihr Bruder und ich überlebt. Ich glaube auch nicht, dass sie jemals versucht hat, in Erfahrung zu bringen, ob ich mich vielleicht noch an das eine oder andere Erlebnis aus den Kriegsjahren erinnern kann.

Als ich älter wurde, erzählte sie nur mehr selten über die Zeit vor dem Zweiten Weltkrieg. Wir haben uns damals vor allem über literarische, religiöse, soziale und weltanschauliche Themen unterhalten. Besonders gern gingen wir an Samstagnachmittagen miteinander ins Burgtheater und sahen begeistert die Dramen von Schiller, Goethe, Lessing und Grillparzer. Diese kulturellen Höhepunkte lieferten uns Stoff für endlose Gespräche. Meine Großmutter war ein Schöngeist, und in ihrem Fahrwasser war ich dabei, auch ein Schöngeist zu werden.

Ich erinnere mich an das erste Theaterstück, das wir mit verteilten Rollen gelesen haben. Zu der Zeit war ich wahrscheinlich ungefähr zehn Jahre alt. Es war ein Drama von Franz Grillparzer: ‚Die Ahnfrau'. Das muss Grillparzer wohl geschrieben haben, als er selbst noch sehr jung war, denn es war etwas sehr Blutrünstiges. Da ist ständig Fürchterliches geschehen, und der Geist der Ahnfrau ist mahnend erschienen, um das Schlimmste zu verhüten. Jetzt fällt mir gerade ein charakteristischer Satz wieder ein: „Diese Hand, die so freundlich in die deine sich getaucht, hat von Menschenblut geraucht." Und noch einer: „Kaum, dass 50 Jahr verfließen, wird kein Enkel mehr es wissen, dass ein Borodin gelebt." Das Drama hat mir damals sehr gefallen! In diesem

Alter war ich noch mehr für das Dramatische. Das Stück erinnert ein bissel an das ‚Gespenst von Canterville', es ist nur nicht so lustig.

Meine Großmutter hat mein Leseverhalten und meine literarischen Vorlieben über ihren Tod hinaus mitgeprägt. Dabei hat sie nicht bewusst versucht, mich zu beeinflussen, sondern sie ist auf meinen Kindergeschmack eingegangen und dann mit mir immer noch einen kleinen Schritt weitergegangen.

Sie hat nicht pädagogisiert?

Gar nicht! Wir lasen das, was mir Freude machte, angefangen mit den hochdramatischen Balladen von Ludwig Uhland, und wir sprachen danach immer über das Gelesene. Immer mal wieder hat meine Großmutter mir angeboten, eine etwas anspruchsvollere Ballade von einem anderen Dichter zu lesen und zu diskutieren - nicht mehr als das. Wenn ich darauf eingestiegen bin und Freude daran hatte, gut, dann haben wir auf diesem Niveau weitergemacht, und wenn nicht, dann sind wir noch auf der vorigen Stufe geblieben. Ich erinnere mich, dass ich gerade an den Balladen von Uhland ziemlich lange begeistert festgehalten habe und sie immer wieder lesen wollte. Pädagogisiert hat meine Großmutter nicht, sie wollte mich nicht ‚erziehen'. Unsere Lesestunde war für uns beide schön: für mich, weil ich gerne las, weil sie mich ernst nahm und auf mich und meine Gedanken einging, und für sie, weil sie sich freute mitzuerleben, wie ich mich allmählich weiterentwickelte.

Etwas ganz anderes, was sich tief in mein Gedächtnis eingeprägt hat: Ihre Unterschenkel waren so dünn wie Stöcke. Sie konnte nur mit klobigen, hohen orthopädischen Schuhen gehen. Wenn sie von einem Zimmer ins andere ging, knarrte der alte Parkettboden laut bei jedem Schritt. Dieses Knarren höre ich jetzt noch manchmal mit meinem inneren Ohr, wenn ich an sie denke.

Meine Großmutter ist gestorben, wie ich 20 war. Das war ein großer Verlust, mit dem ich lange nicht fertig geworden bin. Sie hat mir so viel mitgegeben! Das Gefühl, das mich erfüllt, wenn ich an sie denke, ist eines der Wärme, der Liebe und des Aufgehoben-Seins. Sie war eine sehr kränkliche schwache Frau, aber dabei gleichzeitig so stark. Meine Freude mit alten Menschen zusammen zu sein, mein Wunsch, etwas für alte Menschen zu tun, rührt sicher im Wesentlichen von meiner Liebe zu ihr. So hat sie mein ganzes weiteres Leben beeinflusst. Dass ich nach der Matura zunächst Psychologie studiert habe, hängt sicher damit zusammen, dass sie schon früh mein Interesse für dieses Fach geweckt hat.

Psychologie?

Ja, ich habe Psychologie studiert, weil ich nicht nur etwas mit alten Menschen und für alte Menschen machen, sondern die Menschen auch verstehen wollte. Ich hätte zwar von Anfang an lieber Medizin studiert, nur habe ich es mir nicht zugetraut, weil ich keine besondere naturwissenschaftliche Begabung hatte, und Medizin ist nun mal ein naturwissenschaftliches Fach. Daher habe ich lieber mit Psychologie angefangen.

Aber leider hat mich die Psychologie zutiefst enttäuscht, zumindest in der Form, in der sie in Wien gelehrt wurde. An der Universität Wien lehrte damals Professor Rohracher; für ihn war die Psychologie ein naturwissenschaftliches Fach. Alles, was man nicht messen, zählen und wiegen kann, hatte in dieser Psychologie keinen Stellenwert. Wir haben zum Beispiel gelernt, wie viele sinnlose Silben sich ein normal begabter junger Mensch nach einmaligem Lesen merkt, wie das Werkzeugdenken sich bei Schimpansen entwickelt oder wie oft ein ‚kluges' im Vergleich mit einem ‚dummen' Huhn auf ein festgeklebtes Korn pickt, ehe es die Versuche aufgibt. Es war ein Studium mit wahnsinnig viel Statistik. Ich habe den Stoff brav gelernt, ich hab ihn für die Prüfung und für die Auswertung meiner Dissertation nutzen können – und danach habe ich alles so schnell wie möglich vergessen. Wie man sich in einen anderen Menschen hineinfühlt, wie man Verständnis dafür entwickelt, was in einem anderen Menschen vorgeht – das ist in den Vorlesungen nicht vorgekommen. Der Slogan von der Psychologie ohne Seele ist für das, was gelehrt wurde, absolut zugetroffen. Die Vorlesung von Viktor Frankl ist zwar auch im Vorlesungsverzeichnis gestanden, aber niemals auch nur erwähnt oder gar empfohlen, geschweige denn als Pflichtvorlesung geführt worden. Wenn ich ‚... trotzdem Ja zum Leben sagen' nicht gekannt hätte, wäre ich vermutlich gar nicht auf die Idee gekommen, hinzugehen. Besonders gelangweilt habe ich mich übrigens in der Kinderpsychologie, dafür sollte ich mich ja eigentlich schämen, denn Frauen müssen sich natürlich gerade für Kinderpsychologie begeistern. Aber ich fand den Stoff, einen reinen Lernstoff, so schrecklich langweilig.

Aber wie auch immer, ich habe das Studium abgeschlossen. Professor Rohracher mochte mich merkwürdigerweise sehr und bot mir sogar eine Assistentenstelle an. Ich hatte nämlich eine sehr gute Dissertation über die Wirksamkeit und Stabilität von Vorurteilen am Beispiel der Literatur geschrieben. Ich habe die Assistentenstelle nicht angenommen und stattdessen mit dem Medizinstudium begonnen.

Gegen Ende des Psychologiestudiums hatte ich geheiratet, einen Arzt. Das hat mein altes, von jeher bestehendes Interesse an der Medizin natürlich gefördert. Da mein Mann genug verdiente, konnte ich mir den Luxus leisten, gleich nach Abschluss des einen Studiums auch noch Medizin zu studieren. Wenn ich Physik und Chemie schaffe, dachte ich, dann werde ich das ganze Studium schaffen. Physik und Chemie waren die ersten beiden großen Prüfungen. Irgendwie ist es mir tatsächlich gelungen, dabei nicht durchzufallen. Dann habe ich mir gesagt: „Jetzt mache ich weiter!“ Ich habe immer schon leicht gelernt und hatte daher keine Angst vor den vielen Prüfungen und den großen Mengen an Stoff.

Also doch Medizin, obwohl du keine Naturwissenschaftlerin bist.

Ich habe keinen Weg gesehen als Psychologin zu arbeiten, der mich befriedigt oder mir gar Freude gemacht hätte. Hausfrau und Mutter als ‚Hauptberuf‘ war für mich auch nie eine Option. Als ich in die Schule ging, hatte ich noch einen anderen Berufswunsch: Ich wollte unbedingt Schauspielerin werden. Aber das hätte meine Mutter nicht zugelassen! Ein dermaßen unseriöser Beruf! Das wäre fast schon so gewesen, wie wenn ich den Wunsch gehabt hätte, als Akrobatin in den Wanderzirkus zu gehen. „Meinetwegen kannst du später Schauspielerin werden, aber erst lerne etwas, wovon du leben kannst“, hat meine Mutter gesagt. Ihr Traum war, dass ich ein Wirtschaftsstudium absolviere. Das lag mir aber ganz fern! Bevor ich einen kaufmännischen Beruf ergriffen hätte, wäre ich sogar noch eher Mathematikerin geworden. Dass mich Wirtschaftliches nicht interessiert, wusste ich schon lange: Ab 14 hatte ich nämlich in den Sommerferien vier bis sechs Wochen in dem Büro der kleinen Teppichfabrik meines Großvaters arbeiten müssen. Das waren die langweiligsten Zeiten meines Lebens. Wenn ich nach gefühlten drei Stunden auf die Uhr schaute, waren erst zwanzig Minuten vergangen. Grauenhaft!

Und nachdem ich Physik und Chemie bewältigt hatte, fiel mir das Studium bis zum Schluss wirklich leicht. Jetzt fällt mir gerade meine Prüfung in Innerer Medizin im letzten Rigorosum wieder ein. Professor Deutsch, der die erste der beiden Kliniken für Innere Medizin leitete, war ein sehr strenger, allgemein gefürchteter Prüfer. Aber ich habe ihn geliebt, weil er fantastisch vorgetragen hat. Vor der Prüfung bei ihm haben alle gezittert, und auch ich habe ein bissel gezittert, vor allem, weil der Professor die Angewohnheit hatte, dass er alle Prüflinge zum Schluss eine chemische Probe zum Nachweis irgendeiner Substanz machen ließ, für die man in einer Eprouvette alles Mögliche sehr genau mischen musste. Nicht, dass ich in der Theorie nicht gewusst hätte, wie man das macht, aber ich war schon immer ziemlich ungeschickt in diesen Dingen. Ich bin also bei Professor Deutsch angetreten – und habe eine glanzvolle Prüfung hingelegt. Das war das erste Mal in meinem Leben, dass ich Standing Ovations bekam. Im Medizinstudium kann man bei den Prüfungen nämlich zuhören, bevor man selbst antritt. Der Professor war so beeindruckt von meiner Prüfung, dass ich danach keine Eprouvetten-Mischerei machen musste. Er sagte gleich: „Auszeichnung!" Gefühlsmäßig schwebte ich einen halben Meter über dem Erdboden. Danach bat er mich in sein Büro und fragte mich, ob ich bei ihm eine Ausbildung machen möchte – als erste Frau! Bis dahin war an dieser Klinik noch nie eine Frau in Ausbildung gewesen. Ich habe mich natürlich dermaßen gebauchpinselt gefühlt, dass ich sofort Ja gesagt habe. „Aber gehen Sie bitte zuerst ein Jahr auf die Immunologie", meinte er noch.

Gut, so bin ich also als Gastärztin auf die Immunologie gegangen. Dort habe ich aber festgestellt, dass mich so eine theoretische Angelegenheit überhaupt nicht interessiert. Außerdem habe ich dort noch etwas gesehen, was mir sehr missfallen hat, nämlich wie die jüngeren Assistenten behandelt worden sind. Ein Beispiel: Der Professor kommt etwas verspätet, geht zu einer Besprechung und haut vorher dem jüngsten Assistenten seine Autoschlüssel hin: „Geh parken!" Bumm, habe ich mir gedacht, also wenn es so an den Kliniken zugeht... Das Nächste, was mich stutzig gemacht hat, war, als ein sehr lieber Kollege mich fragte: „Gehst du dann auch auf die Klinik Fellinger?" Das war die 2. Abteilung für Innere Medizin am Universitätsklinikum. „Nein, ich geh' zum Deutsch", sagte ich. „Gott sei Dank", meinte mein Kollege, „denn ich hab' dich so gern, und mir tät's wirklich leid, wenn ich dir die Hackeln ins Kreuz hauen muss, weil an der Uni-Klinik ist die Konkurrenz so arg." So eine Art von Konkurrenz missfällt mir ganz und gar. Daher war ich schon am Schwanken, ob ich so eine Karriere wirklich machen will. Ich habe mich aber dann doch an der Klinik Deutsch gemeldet. Zuerst wurde ich zum Personalreferenten geschickt. Und da begrüßt mich dieser Herr folgendermaßen: „Was? Eine Frau? Über dreißig? Ein Kind haben Sie auch noch dazu? Na, Sie sind für uns unbrauchbar, ein schönes Leben werden Sie bei uns nicht haben." Da habe ich mir gedacht, du kannst mich gernhaben, ich pfeife drauf. Ich glaube, ich habe ihm ungefähr so geantwortet: „Tut mir leid, aber bitte sehr, ich werd' mich von nun an bemühen, immer jünger zu werden, und von meiner Tochter lass' ich mich scheiden." Ich bin aufgestanden und gegangen. Das war's – und ich bin nicht mehr zurückgekommen.

Wow! Aber das Medizinstudium hatte mehr deine Erwartungen erfüllt als das Psychologiestudium?

Ja, ich fand das Studium unglaublich interessant. Ich fand es großartig, wie man in der Pathologie rein organisch die altersbedingten Veränderungen sehen konnte, und wie sich krankes von gesundem Gewebe unterscheidet. Und dann faszinierten mich die Gespräche mit den alten Menschen, vor allem bei den Praktika im Krankenhaus. Ich habe auch in meiner Turnusausbildung gern im Krankenhaus gearbeitet, ich war besonders gern auf der Onkologie und auf der Strahlentherapie. Dort war ich einmal drei Monate lang.

Was hast du da erlebt?

Dort habe ich Erfahrungen mit schwerstkranken Menschen jeglichen Alters gemacht - und Erfahrungen mit der Unmenschlichkeit. Das war das erste Mal, dass ich sah, wie - vor 50 Jahren genauso wie heute - menschliches Leid oft vollständig missachtet wird und untergeht - unglaublich! In der Strahlentherapie gab es damals noch große Säle. Ich habe im Männersaal gearbeitet. Die Menschen dort haben mich wirklich geliebt, weil ich bei ihnen gesessen bin, ihre Hand gehalten habe, bei ihnen geblieben bin und ihre Ängste - ihre Todesängste - mit ihnen ausgehalten habe. Sie sind nicht gleich gestorben, oft erst nach ein paar Wochen. Ein paar von den Männern wurden auch ‚gesund' entlassen, einige sind zumindest noch einmal nach Hause gegangen. Und alle wurden so alleingelassen mit ihrer großen Angst. Ich habe mich ehrlich bemüht, diesen Männern, die dort lagen und so verzweifelt waren, zu helfen. Das war nicht immer einfach, denn manche haben mein Mitgefühl falsch verstanden. Weißt du, das waren zum Teil noch jüngere Männer, und ich war als junge Frau ziemlich ansehnlich. Manche konnten sich nicht vorstellen, dass sich eine Ärztin aus purem Mitgefühl so verhält wie ich. Das war kein Wunder, weil sie so etwas noch nirgends gesehen und nie erlebt hatten. Damals gab es auch kaum eine gute, systematische Schmerztherapie, zumindest bis zu uns nach Österreich war so etwas noch nicht durchgedrungen. Viele Medikamente, die uns heute selbstverständlich sind, gab es noch gar nicht. Aber vor allem gab es überhaupt keinen psychischen Beistand. Das hat mich wahnsinnig erschüttert; ich fühlte mich sehr hilflos angesichts dieser Unmenschlichkeit und Härte. Das war wirklich schlimm! Es war für mich unfassbar, wie es sein kann, dass man so mit anderen Menschen umgeht.

Bereits als Studentin hatte ich ein prägendes Erlebnis in Richtung Palliative Geriatrie. Ich arbeitete einen Sommer lang an der Internen Abteilung eines niederösterreichischen Krankenhauses. Es war meine erste Famulatur, also das erste Praktikum, das ich nach dem Bestehen des ersten Rigorosums machen durfte. Damals waren die Primarärzte - Primarärztinnen gab es zu dieser Zeit fast nicht! - wirklich die Götter in Weiß. Wenn auf einer Station Chefvisite war, war das ein bedeutendes Ereignis: Die Schwestern - sie mussten damals noch diese ungemütlichen steifen, weißen Hauben tragen - kontrollierten sorgsam, ob die Hauben vorschriftsmäßig sitzen. Die Stationsärztin schaute noch schnell etwas nach, ganz darauf bedacht, dass sie ihre Krankengeschichten alle gut im Kopf hatte, falls der Primar sie etwas fragte. Die anderen Ärzte achteten darauf, dass sie frische weiße Mäntel anhatten. Der Primar erschien und der Visitenzug formierte sich. Der Chef ging gemessenen Schritts voran und hinter ihm marschierten wie ein langer weißer Schwanz die Oberschwester, die Stationsschwester, die Stationsärztin, dann - nach ihrer Bedeutung gereiht - Oberarzt, Assistenzärzte, die restlichen Ärzte des Hauses, die bis auf ‚meine' Stationsärztin ausschließlich Männer waren. Ich kam als Letzte hintendran. Als Famulantin war ich so unbedeutend, dass man mich fast gar nicht sah. Der Primar ging hoheitsvoll an den Betten vorbei, stellte der Ärztin zwischendurch schnell eine Frage, die sie rasch, beflissen und richtig beantwortete. Er blieb kurz stehen, murmelte irgendetwas auf Latein zu seinem Oberarzt und ging weiter zum nächsten Bett.

In einem Bett lag ein sichtlich sterbender alter Mann. Der Primar machte im Vorübergehen eine knappe, wegwerfende Handbewegung in seine Richtung und sagte: „Schiebt's ihn raus, der geht ex." Und der weiße Schwanz bewegte sich schon wieder weiter. Ich war ja die Letzte in der Reihe. Wie ich genau gegenüber von diesem sterbenden alten Mann stehe, sehe ich, wie er mit seiner letzten Kraft, ganz langsam mit einer abwehrenden Geste seinen Arm hebt, als wollte er sagen: „Halt, ich lebe noch!" Mir ist fast vorgekommen, dass ich die Worte höre. Bis auf mich hatte das niemand bemerkt. Mir ist fast das Herz stehengeblieben. In meiner damaligen Situation konnte ich gar nichts machen, ich war völlig hilflos, aber das Bild dieses sterbenden alten Herrn sehe ich heute noch vor mir. Es hat mich wesentlich mitgeprägt, das auf jeden Fall. Nein, dachte ich, so nicht!

So nicht?

Ja! Aber ich habe nicht gemeint: „So soll kein Mensch sterben müssen", sondern: „Das soll niemand erleben müssen." In der Palliativen Geriatrie bin ich von Anfang an davon ausgegangen, dass es um das Leben geht: Es geht nicht um ein besseres Sterben, es geht um ein besseres Leben, um ein besseres Leben bis zuletzt, denn Sterbende sind noch immer Lebende. Ein alter Mensch wird im Pflegeheim aufgenommen und lebt für eine gewisse Zeit dort. Früher war diese Zeitspanne meist ziemlich lang, Monate bis Jahre. In der Zwischenzeit sind die Aufenthalte sehr viel kürzer geworden. Der alte Mensch verbringt aber noch immer seinen letzten Lebensabschnitt im Heim. Solange er da ist, Tage, Wochen, Monate, vielleicht ein ganzes Jahr, lebt er, und ganz zuletzt ist er ein sterbender Lebender! Es geht immer um das gute Leben, in guten und in kranken und schweren Tagen und auch zuletzt im Sterben. Es geht immer - bei jeder und jedem Einzelnen - um das Leben eines einmaligen und einzigartigen Menschen.

Wenn der alte Mensch im Heim, das doch sein letztes Zuhause sein sollte, totunglücklich ist, weil er respektlos, lieblos und entwürdigend behandelt wird, flieht er, um sich zu schützen, in die innere Emigration. Diese Flucht ist auch aus anderen Grenzsituationen, zum Beispiel im KZ oder in den Arbeitslagern in Sibirien, bekannt. Der komplette Rückzug in das eigene Innere findet sich besonders häufig bei Menschen mit fortgeschrittener Demenz. Selbst wenn sich am Lebensende das ganze Füllhorn der Palliative Care über sie ergießt, kann Geschehenes dadurch nicht mehr ungeschehen werden. Fortgeschritten Demenzkranke - und das sind sehr viele Pflegeheimpatientinnen und -patienten - haben sich dann bereits oft schon so weit zurückgezogen, dass sie die ihnen zugedachten ‚Wohltaten' nicht mehr erreichen.

In all diesen Missständen, die du beschreibst und erlebt hast, gab es nicht doch auch den einen oder anderen Arzt, die eine oder andere Ärztin, die für dich so etwas wie ein Vorbild gewesen ist? Oder die zumindest eine empathischere Haltung hatte als die Mehrheit?

Eine Ärztin hat mich sehr beeindruckt. Im Turnus arbeitete ich auch einige Monate auf der Chirurgie. Auf einer Station lagen ausschließlich alte Schenkelhalspatientinnen und -patienten. Es waren hauptsächlich Frauen mit fortgeschrittener Osteoporose, und die sind nun einmal in der Regel sehr alt. Auf dieser Station war ich sehr gern. Dort betreute ich unter anderem eine alte

Frau, die eines Tages offensichtlich im Sterben lag. Damals hatte ich noch kaum Erfahrung mit dem Sterben. Daher habe ich mir gedacht, man muss jetzt unbedingt etwas Lebensrettendes tun - und zwar schnell. Denn das lernt man ja so im Medizinstudium. Ein chirurgischer Oberarzt war nicht greifbar, denn es war schon spät am Nachmittag, und der zweite diensthabende Chirurg stand im OP und operierte. So bin ich zu einer Anästhesistin gegangen, einer lieben feinsinnigen Frau, und habe ihr gesagt: „Bitte kommen Sie mit, aber bitte schnell!" Ich schildere ihr, was mit der alten Dame los ist, und sie schaut mich an, nimmt mich bei der Hand und sagt: „Ja, ich komme schon, aber wir gehen ganz, ganz langsam." Wir kommen hin, die alte Dame lebt noch, und die Anästhesistin sieht mich nur mit ihrem guten, warmen Blick an, der mir, deutlicher als Worte es könnten, sagt: „Schau doch, lass ihr doch ihr friedliches Sterben." Das hat mich sehr beeindruckt. Erst im Nachhinein habe ich erkannt, wie recht sie hatte. Später habe ich noch oft an diese Ärztin gedacht.

Ein Vorbild war für mich auch eine Oberärztin auf der Isotopen-Abteilung, wo vor allem Schilddrüsenuntersuchungen gemacht wurden. Sie hatte unglaublich viel Geduld und eine besonders liebenswürdige Art, auf die meist alten Menschen einzugehen. Sie hat mir sofort sehr gut gefallen. Jahre später sind wir dann Freundinnen geworden. Aber sonst ... also an Vorbildern war meine Turnus-Ausbildung nicht reich: Es gab wohl fachliche Vorbilder, Vorgesetzte, die dies oder das großartig konnten und es wunderbar erklärten. Aber auf der menschlichen Ebene ...

Weil du vorher von einem ‚guten Leben bis zuletzt' gesprochen hast: Gab es für dich noch weitere Schlüsselerlebnisse, die für dich klar gemacht haben, dass es darum geht?

Es gibt nicht ein Schlüsselerlebnis, es gibt viele, die aber in einer Hinsicht gleichlautend sind. Ich bin sehr oft auf Stationen, in Abteilungen, in Institutionen gekommen, wo ich gesehen habe, dass Menschen, die aufgenommen wurden, in der Folge unglücklich, unverstanden, vereinsamt über Monate und manchmal über Jahre in sich versunken und gleichsam versteinert sind. Ein Satz, den ich wiederholt von dem Bioethiker Erich Loewy gehört habe, hat mich sehr beeindruckt: „Es genügt nicht, am Leben zu sein, man muss auch ein Leben haben."

Ich habe oft gesehen, wie den Menschen – ganz besonders den Menschen mit Demenz – dieses ‚Leben haben' Stück für Stück weggenommen worden ist. Sie wären auch ohne unser Zutun dement gewesen, die Demenz stülpt man ihnen nicht durch schlechte Behandlung über. Aber es ist meine tiefe Überzeugung, dass Demenzkranke von uns häufig in den Rückzug gedrängt werden, wir treiben sie durch unser Fehlverhalten geradezu in die innere Emigration. Was für Möglichkeiten hat ein hilfloser Mensch, sich gegen die Übermacht der Institution und ihrer Repräsentanten zu wehren, sich seines Lebens zu erwehren? Er kann sich körperlich wehren, also selbst angreifen, dann heißt es sofort: „Die Patientin, der Patient ist aggressiv!" Das kann sehr unerfreuliche Folgen nach sich ziehen. Davon abgesehen bleibt nur mehr der Rückzug, der durch die fortschreitende Demenz auch noch begünstigt wird. Die Patientin, der Patient verweigert, macht zum Beispiel den Mund nicht auf, will sich nicht waschen oder mobilisieren lassen. Es beginnt der Weg in das eigene Innere, der so weit gehen kann, dass wir die Menschen – zumindest scheinbar – nicht mehr erreichen können. Wir nennen das Ergebnis dann ‚Endstadium der Demenz'. In Wirklichkeit muss es auch bei sehr weit fortgeschrittener Demenz nicht so weit kommen. Sobald Mitarbeitende gelernt haben, mit Demenzkranken zu kommunizieren, ihnen wertschätzend zu begegnen und sie auf der Gefühlsebene abzuholen, denn dort sind sie zu Hause, sind unsere Patientinnen und Patienten nicht mehr so weit von uns weggegangen. Wenn wir einen vollständigen Rückzug sehen, müssen wir uns sagen: „Daran sind wir schuld. Das haben wir gemacht."

An meiner Abteilung habe ich nach einigen Jahren gesehen, dass immer mehr Menschen mit fortgeschrittener Demenz zu uns gekommen sind. Auf einer Station sind in einem Zimmer acht Menschen wie lebende Leichen gelegen, gut gepflegte lebende Leichen. Wir waren vollständig hilflos diesen fortgeschritten demenzkranken Menschen gegenüber. Plötzlich hatten wir innerhalb eines Jahres 35 Patientinnen mit Demenz auf einer Station! Wir waren verzweifelt. Meine Kollegin Martina Schmidl beschreibt in dem Buch ‚Alt, krank und verwirrt' sehr anschaulich, wie sie sich damals gefühlt hat. Sie kam überhaupt nicht mehr an ihre Patientinnen heran, am liebsten hätte sie gesagt: „Jetzt gebe ich auf, weil das, was ich hier tue, völlig sinnlos ist. Ich kann diesen Menschen nicht helfen, ich kann sie nicht verstehen, sie können mich nicht verstehen, ich kann sie nicht einmal untersuchen, sie stoßen mich weg."

Was sich dann verändert hat, wie wir gelernt haben, den Menschen wieder näherzukommen und sie besser zu verstehen, das ist eine eigene Geschichte. Wie es gelungen ist, Demenzkranken so zu begegnen, dass sie begonnen haben, uns zu mögen und zu verstehen, und wie wir es geschafft haben, ihr Vertrauen zu erwerben und tragfähige Bindungen zu ihnen aufzubauen – das waren wunderbare, ganz großartige Erlebnisse, die niemand von uns jemals vergessen wird.

Ins Leben zurück verlocken

KOMMUNIKATION MIT MENSCHEN MIT DEMENZ

Du hast vorher erwähnt, dass ihr zunehmend Vertrauen und tragfähige Bindungen zu Menschen mit Demenz aufbauen konntet. Wie ist euch das an der von dir geleiteten Abteilung im Geriatriezentrum am Wienerwald, im GZW, denn gelungen?

Die Ausgangssituation war denkbar schlecht. Als immer mehr Menschen mit fortgeschrittener Demenz bei uns aufgenommen wurden, mit denen wir keine Beziehung herstellen konnten, standen wir unter enormem Druck. Wir waren verzweifelt. Es war wirklich zum Weinen! Ursula Gutenthaler, die Stationsleitung der Station mit den 35 demenzkranken Patientinnen, war eine großartige Frau und eine meiner besten Mitarbeiterinnen. Eines Tages kam sie, sichtlich am Ende ihrer Kräfte, zu mir und sagte: „Bitte, bitte Marina, ich nehme jede Patientin. Sie kann krebskrank sein, Decubitus da und dort haben, schwer pflegebedürftig sein, nur bitte keine mit Demenz." Martina Schmidl, eine hervorragende Ärztin, war vor lauter Verzweiflung nahe daran, das Handtuch zu werfen und zu kündigen. Das war erschütternd. Ich war ratlos und wusste erst einmal nicht, wie es weitergehen sollte.

Das klingt wirklich nach Überforderung, Verzweiflung und Hilflosigkeit.

Ja, wir waren damals wirklich sehr verzweifelt. Zum Glück wurde zu dieser Zeit im GZW gerade ein Seminar mit Naomi Feil, der Begründerin der Validation, angeboten. Ich wusste zu dieser Zeit so gut wie nichts von der Methode, war aber in dieser Situation bereit, nach jedem Strohhalm zu greifen. Daher meldete ich mich an. Das dreitägige Seminar war natürlich noch keine Ausbildung, es verschaffte mir aber doch einen guten Überblick über die Methode und über das, was man - hoffentlich - mit ihr erreichen kann. Frau Feil freute sich sehr, mich als Ärztin, noch dazu als Ärztin in einer Führungsposition, unter den Teilnehmenden anzutreffen. Die anderen Teilnehmerinnen - es waren nur Frauen! - kamen alle aus der Pflege. In einer Mittagspause erzählte ich Frau Feil von unseren großen Schwierigkeiten und fragte sie, ob man, wenn das gesamte Team die Ausbildung absolviert, diese hoffnungslose Situation nach ihrer Erfahrung mit Validation irgendwie in den Griff bekommen könnte. Naomi Feil hatte, wie sie mir in ‚Ginglish' - ihrer lustigen Mischung aus Deutsch und Englisch - mitteilte, noch nie erlebt, dass ein komplettes Stationsteam ausgebildet wird und zeigte sich äußerst interessiert daran zu sehen, was dabei herauskommt. Zu meiner großen Überraschung und Freude bot sie mir am Ende unseres Gesprächs tatsächlich eine unentgeltliche Teamausbildung an und versprach, uns dafür eine gute Validationslehrerin zur Verfügung zu stellen. Ein paar Mal habe ich wirklich viel Glück gehabt im Leben!

Es war sehr schwierig, die Ausbildung zu organisieren, weil ich darauf beharrte, dass sie an Ort und Stelle und in der Dienstzeit stattfinden muss. Mir war klar, dass ich nur unter dieser

Bedingung das ganze Team dazu bekommen kann, lückenlos teilzunehmen. Eine Validationsausbildung dauert vier Wochen, zwischen denen jeweils ein Abstand von etwa ein bis zwei Monaten liegt, und endet mit einer theoretischen und praktischen Prüfung. In jeder Kurswoche wird eine Phase der Demenz behandelt. In der dazwischen liegenden Zeit sollen die Teilnehmenden das Gelernte in der Praxis üben, ihre Erfahrungen dokumentieren beziehungsweise kurze Videos von ihren Begegnungen mit den Patientinnen und Patienten aufnehmen. Die Validationslehrerin korrigiert und zeigt, wie es besser gegangen wäre.

Der Kurs kam tatsächlich zustande! Das ganze Team nahm teil: Stationsleitung Ursula Gutenthaler, Stationsärztin Martina Schmidl, alle Pflegekräfte, die diplomierten ebenso wie die Pflegehelferinnen und -helfer, wie sie damals hießen; heute heißen sie Pflegeassistentinnen und -assistenten. Dann haben mich unsere Therapeutinnen – die Physiotherapeutin, die Ergotherapeutin und die MTF, also die medizinisch-technische Fachkraft – gebeten, mitmachen zu dürfen. So waren diese drei auch noch dabei. Ich hätte ebenso gerne das Reinigungspersonal einbezogen, aber das war mir dienstlich nicht unterstellt. Ich bin zwar bei der zuständigen Reinigungsfirma vorstellig geworden, aber da war bei bestem Willen leider nichts zu machen.

Die Ausbildung musste so organisiert werden, dass jeden Tag Vertretungen von anderen Stationen die Aufgaben der am Kurs Teilnehmenden übernahmen. Die Betreffenden kamen schon eine Woche vorher auf die Station und gingen mit, um die Patientinnen und ihre Eigenarten kennenzulernen. Das war natürlich schwierig, aber irgendwie haben wir es letztlich doch hingekriegt. Für die

Ausbildung weiterer Stationsteams lernten wir aus diesen Erfahrungen und machten nicht mehr eine ganze Woche durch, sondern legten Pausen zwischen den einzelnen Tagen ein. Das war dann wesentlich leichter zu organisieren.

Unsere liebe Kollegin Katharina Heimerl sagt ja immer wieder: „Wenn Menschen in einer Fortbildung sind, dann sind sie fort. Und wenn sie aus der Fortbildung in den Arbeitsalltag und die Organisation zurückkommen, stehen sie vor der Herausforderung, wie sie das, was sie erfahren und gelernt haben, in diesen Alltag integriert bekommen." Wie war das bei euch?

Genau aus diesem Grund wollte ich, dass das gesamte Stationsteam mitmacht und die Fortbildung in unserem Haus stattfindet - zwar nicht auf der Station, aber doch im selben Haus. Und außerdem ist es für den Erfolg jeder Fortbildung besonders wichtig, dass sie in vollem Umfang von den Leitungspersonen bejaht wird. Bei uns war diese Voraussetzung für ein gutes Gelingen erfüllt. Nicht nur ich und die Pflegedienstleitung, sondern auch die Stationsärztin und die Stationsleitung waren glücklich, diese Chance zu bekommen, um hoffentlich danach mit dem außerordentlich belastenden Status quo besser zurechtzukommen. Ich selbst habe erst im übernächsten Jahr, gemeinsam mit dem dritten Stationsteam, an der Ausbildung teilgenommen. Wir hatten auch noch das Glück, mit unserer Lehrerin Gunvor Sramek einen Haupttreffer zu landen. Sie zählt, wie wir erst später herausfanden, zu den besten Validationslehrerinnen der Welt! Martina Schmidl, die ja als Stationsärztin an der ersten Ausbildung teilnahm, sagte am Anfang gleich einmal: „Also singen mit den Leuten, das kann ich gar nicht, das mache ich sicher nicht!" Es ist unglaublich, wie komplett sie diese und andere Bedenken innerhalb kurzer Zeit abgelegt hat! Als alle schon sehr bald die ersten Erfolge sahen, war das natürlich eine tolle Motivation weiterzumachen.

Was ist denn der Zauber oder das Besondere der Validation?

Das Besondere oder das besonders Schöne an der Validation ist, dass sie Wege aufzeigt, wie ich mit Menschen in Beziehung treten kann, mit denen mir das vorher überhaupt nicht oder nur momentweise gelungen ist. So ein Erlebnis bringt uns mit einem Schlag dem Menschen näher und befreit uns vor allem von der Hilflosigkeit, die entsteht, wenn ich mich einer Person zwar meilenweit überlegen fühle, aber ihr ‚unangepasstes', meine Absichten blockierendes Verhalten absolut nicht ändern kann. Auf einmal habe ich ein Werkzeug in der Hand, das mir einen Weg öffnet, mich einem Menschen mit fortgeschrittener Demenz anzunähern, ihn sogar allmählich ein wenig besser zu verstehen. Naomi Feil nennt ihre Handlungsempfehlungen Techniken, wahrscheinlich passt der Begriff auch dafür, nur hat das, was dann geschieht, nichts Technisches an sich. Wenn ich die Techniken richtig einsetze, kriege ich plötzlich Blickkontakt. Plötzlich kommt eine Reaktion; plötzlich ist es möglich, eine Beziehung zu dem Menschen aufzubauen; plötzlich spüre ich, dass es mir gelingen kann, sein Vertrauen zu gewinnen. Das ist ein ganz besonderes Erlebnis!

Mir ist es schon vorher manchmal gelungen, mit schwer demenzerkrankten Menschen in Beziehung zu treten, vielleicht leichter als vielen anderen. Wahrscheinlich fiel es mir deshalb leichter, weil ich ein eher intuitiver Mensch bin – und kein Kopfmensch. Weißt du, wenn du nur vom Kopf her und den Modellen, die du im Kopf hast, gesteuert bist, ist es viel schwerer, mit einem demenzkranken Menschen in Beziehung zu treten. Denn da fragst du dich ja immer wieder: „Was soll ich jetzt machen und wie verhalte ich mich denn da richtig?“ So geht es aber leider gar nicht. Man braucht natürlich ein gewisses Grundwissen und die Anleitung, auf welcher ‚Kommunikationsschiene‘, also mit welcher Technik, es glücken kann, den Menschen vor mir zu erreichen, aber dann muss ich mich vor allem zu ihm hinfühlen. Das gelingt einem reinen Kopfmenschen natürlich schwerer, selbst wenn er in Validation ausgebildet ist. Alles kann man nicht lernen, manches muss man auch mitbringen. Ich habe in dieser Fortbildung unglaublich viel gelernt. Wir alle! Plötzlich konnte etwas geschehen, was wir vorher für unmöglich gehalten hatten.

Wenn ich etwas ausholen darf ...

Natürlich.

Naomi Feil unterscheidet vier Phasen der Demenz: In der ersten Phase - sie nennt sie ‚mangelhaft orientiert‘ - sind die Menschen noch weitgehend orientiert, aber nicht mehr zu hundert Prozent. Sie versuchen, ihre Defizite vor sich selbst und der Umwelt zu kaschieren, keiner darf es merken. Es ist daher auch ganz falsch, in ihren Wunden zu bohren, indem man zum Beispiel sagt: „Das macht doch nix, wenn Sie den Harn nicht mehr halten können. Das darf in Ihrem Alter schon sein.“ Menschen in Phase eins sind sehr empfindlich und reagieren zornig und mit Beschimpfungen, wenn man ihnen zu nahe tritt. In dieser Phase suchen die Betroffenen oft nach Schuldigen, die sie dafür verantwortlich machen können, dass in ihrem Leben nichts mehr richtig stimmt. So beschuldigen sie zum Beispiel häufig Pflegende, ihr Geld, ihren Schmuck oder ihre Wäsche gestohlen zu haben. Da die beginnende Demenz oft nicht erkannt wird, versuchen fälschlich Beschuldigte oder Angehörige oft verzweifelt ‚den Irrtum' aufzuklären und erreichen damit nur, dass die Betroffenen noch wütender und die Beschuldigungen immer krasser werden.

Menschen in Phase 1 hilfreich zu begegnen, ist nicht einfach und lässt sich nicht in wenigen Sätzen erklären. Als Faustregel kann aber gelten, erstens: nicht widersprechen, nicht korrigieren und argumentieren. Zweitens: nicht mit Tatsachen konfrontieren - zum Beispiel: „Da ist ja die Halskette, die Sie vermissen!" Stattdessen drittens: die Anschuldigung mit anderen Worten wiederholen, um zu zeigen, dass man das Problem ernst nimmt - zum Beispiel: „Oh, Ihre Halskette ist weggekommen?" Schließlich viertens: der erregten Person durch W-Fragen - wie, wo, wann, wie oft - Gelegenheit geben, Dampf abzulassen - zum Beispiel: „Seit wann fehlt Ihnen die Kette? Wie viel Geld fehlt Ihnen? Wie oft ist so etwas schon vorgekommen?"

Die zweite Phase, die „Zeitverwirrtheit", steht im Zeichen der örtlichen und zeitlichen Desorientiertheit. Gedächtnis und Denken lassen immer stärker nach. Die Kontrolle über die eigenen Triebe und Emotionen nimmt laufend ab und verschwindet schließlich ganz. Nähe und Berührung werden immer wichtiger. Gleichzeitig nimmt die Bedeutung des gesprochenen Wortes kontinuierlich ab. Gegenwart und Vergangenheit, Zeit und Raum verschwimmen. Die Betroffenen können in einem Augenblick im Hier und Jetzt und im nächsten zurück in ihrer frühen Kindheit sein. Die Zeiten vermischen sich und können auch alle gleichzeitig existieren. Am besten erreicht man Menschen in dieser Phase, indem man auf ihre Gefühle eingeht. Denn auf der Gefühlsebene sind sie wirklich zu Hause und verstehen über das Gefühl oft auch komplexe Zusammenhänge, die sie mit dem Kopf nicht mehr verstehen könnten. In dieser zweiten

Phase sprechen die Betroffenen anfangs noch. Wenn die Demenz dann weiter fortschreitet, bekommen sie allmählich Wortfindungsstörungen. Es fällt ihnen dann immer schwerer, sich sprachlich auszudrücken. Nach ein paar verständlichen Worten kommt dann oft nur mehr Wort- oder Silbensalat.

In der dritten Phase, die Naomi Feil ‚sich wiederholende Bewegungen' nennt, ersetzen immer öfter gleichbleibende Bewegungen oder Lautgebilde das gesprochene Wort. Diese Bewegungen haben für die Menschen, die sie ausführen, ganz bestimmte konkrete Bedeutungen. Es können Bewegungen sein, die eine bestimmte Person aus ihrer Vergangenheit kennzeichnen oder einen für sie wesentlichen Gefühlsinhalt ausdrücken. Oft sind es auch Bewegungen aus ihrem früheren Berufsleben. Wir wissen in der Regel nicht, was die Bewegungen bedeuten, sollten aber stets respektieren, dass es sich dabei nicht um Automatismen handelt, sondern um etwas für diese Person sehr Wichtiges.

Quasi wie die Handbewegung in Robert Lembkes legendärer TV-Quizsendung ‚Was bin ich?'

Ja, richtig, das kommt oft vor, zum Beispiel der Gärtner, der sich immer wieder bückt, um das Unkraut zu jäten oder die Kriegerwitwe, die Schneiderin ist und nach dem Krieg zu Hause arbeiten musste, weil sie zwei kleine Kinder hat. Einmal habe ich von so einer Dame ordentlich eine auf die Finger gekriegt und nicht gewusst, warum.

Aha?

Ja! Diese Frau musste im Pflegeheim immer allein sitzen, sie wollte ungestört sein, und auch die anderen hielten es nicht mit ihr aus. Sie strich unablässig mit beiden Händen auf dem Tisch herum, machte dabei bestimmte merkwürdige Bewegungen, teils auf dem Tisch, teils in der Luft. Ich wusste überhaupt nicht, was sie damit meinte. In der Validation hatte ich gelernt, dass es gut ist, wenn man das Bewegungsmuster mit der eigenen Hand aufnimmt und mitmacht, um damit zu zeigen: „Ich verstehe dich, du hast viel Arbeit." Das habe ich gemacht - zack-bumm! Da hat sie mir auch schon ordentlich auf die Hand gehaut und in einem wilden Silbensalat mit mir geschimpft. „Na ja", dachte ich verblüfft, „das hat nicht so funktioniert, wie ich mir das vorgestellt habe." Zwei Tage später sprach ich mit ihrer Tochter und erzählte ihr von diesem Erlebnis. Sie hat lachen müssen und gesagt: „Wissen Sie, meine Mutter war Hausschneiderin." Das hatte ich bisher nicht gewusst. Der Vater war im Krieg gefallen, und die Mutter hatte zu Hause die Schnitte angefertigt, zugeschnitten, genäht und zum Schluss dann die fertigen Werkstücke gebügelt. „Und", erzählte die Tochter weiter, „wenn wir Kinder mitten in ihre Arbeit hineingegriffen haben, ist sie richtig böse geworden und hat uns auf die Finger geklopft." Ich selbst bin völlig unbegabt für das Nähen und kenne mich damit auch nicht aus, aber trotzdem habe ich, sobald ich wusste, was die alte Schneiderin tut, einzelne ihrer Bewegungen dem Arbeitsprozess zuordnen können und auch erkannt, dass sie zum Schluss ihr Werkstück immer sorgsam mit dem Boden ihres Trinkbechers glattbügelte.

Insofern hat das ja gut gepasst, dass auch du eine auf die Finger bekommen hast.

Das hat total gepasst. Du siehst, wir unterschätzen die Menschen oft. Das, was sie machen, hat für sie immer eine Bedeutung. Wir sind die Dummen, weil wir sehr oft nichts mitbekommen und unsere Realität für die einzig mögliche und gültige halten.

Die vierte und letzte Phase - Naomi Feil nennt sie ‚vegetieren' - ist das Endstadium, der point of no return, wo die Betroffenen weder auf Ansprache noch auf Berührung reagieren und scheinbar nicht mehr von uns erreicht werden können. Dem ersten Stationsteam, das die Schulung in Validation machte, ist es nach der Ausbildung in einigen - aber natürlich nicht in allen - Fällen gelungen, Menschen aus der Phase vier wieder in die Phase drei oder sogar bis in Phase zwei zurückzuholen. Einige alte Frauen haben wieder begonnen ein bisschen zu sprechen, nicht fließend, aber doch. Manche haben auch wieder selbstständig gegessen, aber vor allem: Alle haben wieder am Leben teilgenommen!

Die vier Phasen der Demenz sind ja vor allem durch den zunehmenden Rückzug gekennzeichnet. Dieser Rückzug liegt zwar schicksalhaft in der Natur der Erkrankung, aber er wird von uns vielfach durch Fehlverhalten beschleunigt und verstärkt. Und genau das lässt sich durch Validation verhindern. Wir haben nach der Ausbildung nie wieder jemanden in einem früheren Stadium der Demenz aufgenommen, der dann in diese Phase vier gekommen wäre. Nie mehr! Das ist natürlich enorm. Du musst dir vorstellen, dass mit den Jahren immer mehr Demenzkranke gekommen sind, denn vor allem noch gehfähige Menschen mit einer fortgeschrittenen Demenz sind zu Hause wirklich sehr schwer zu betreuen. Du kannst sie nicht allein lassen, weil du nicht weißt, ob sie weggehen und nicht mehr zurückfinden, das Haus unter Wasser setzen oder irrtümlich anzünden.

Wie kann das gelingen, dass sie wieder in die dritte oder sogar zweite Phase zurückkommen?

Einfach, indem man wieder die Beziehung zu ihnen herstellt, sie aus ihrer Einsamkeit und dem Unverstandensein herausholt.

Martina Schmidl hat einmal einen wunderbaren Ausspruch ihrer Patientin Annemarie wiederholt: „Danke, dass du mich aus meiner Fremde herausgeholt hast." Kannst du dir vorstellen, wie schlimm das sein muss, sein Leben vollständig verlassen, ‚in der Fremde' zubringen zu müssen? Frau Annemarie wurde mit Hilfe des Teams wieder Teilhabe ermöglicht, sie wurde ins Leben zurückgeholt, ins Leben zurück verlockt.

Stellen wir uns einmal vor, ich wäre in dieser vierten Demenzphase. Was würdest du mit mir machen, um mich wieder ins Leben zurückzuholen?

Zunächst würde ich dich begrüßen, ohne mich vorzustellen, das ist nämlich in dieser Phase völlig sinnlos, es kommt nicht mehr bei dir an. Ich würde dich mit deinem Vornamen ansprechen, weil ich annehmen kann, dass du dich in deiner so weit fortgeschrittenen Demenz selbst nur mehr mit dem Vornamen identifizierst. Und wenn ich wüsste, weil es mir zum Beispiel dein Sohn erzählt hat, dass du immer auf einen bestimmten Kosenamen gehört hast, dann würde ich wahrscheinlich den verwenden, wenn ich dich begrüße. Um dich auch nonverbal zu begrüßen, lege ich zuerst eine Hand auf deine Schulter und gehe sehr nahe an dich heran. Diese Berührung an der Schulter nennt man ‚Initialberührung', sie kommt aus der basalen Stimulation. Dann berühre ich mit meiner anderen Hand mit sanftem Druck deine andere Schulter und schließe damit gleichsam den Kreis der Beziehung zwischen uns. Es ist wichtig, nicht nur so herumzustreicheln, das würde dich nur unruhig machen, sondern dir mit sanftem Druck im Wortsinn Halt zu geben. Dann könnte ich vielleicht – je nachdem, was du tust oder nicht tust – ein Kinderlied singen, zum Beispiel ‚Kommt ein Vöglein geflogen', und warten, wie du darauf reagierst. Wenn ich dich habe erreichen können, werden deine zuvor harten und verkrampften Schultern allmählich weicher werden und sich senken. Vielleicht lasse ich eine Hand auf deiner Schulter und gehe mit der zweiten ganz langsam - ohne dabei den unmittelbaren Berührungskontakt aufzugeben - hinauf zu deinem Hinterkopf und mache dort zärtlich kleine, kreisende Bewegungen. Dabei sage ich mit weicher, warmer Stimme: „Gert, Gert, magst du mich anschauen?“ Vielleicht machst du dann für einen Moment die Augen auf oder auch nicht. Ich würde mich herantasten, zu dir hintasten und warten, was geschieht. Reagierst du gar nicht, ist nichts verhackt, es kann nichts schiefgehen, ich kann im Grunde so nichts anstellen. Ich könnte nur etwas falsch machen, wenn ich dir weh tue oder dich erschrecke. Ich komme von da an jeden Tag mindestens einmal oder besser mehrere Male zu dir, aber immer nur für ein paar Minuten. Bevor ich gehe, werde ich mich jedes Mal von dir verabschieden und dir sagen, dass ich jetzt fortgehe, aber bald wiederkomme. Meine Hände halten zum Abschied deine Schultern umfasst. Für ein paar Augenblicke verstärke ich behutsam ihren Druck, dann löse ich die Berührung, indem ich langsam und sanft nach unten abstreiche. Auf keinen Fall darf ich dich so plötzlich loslassen wie einen heißen Erdapfel. Dieses brüske Loslassen wäre auch für Menschen ohne Demenz ein deprimierendes Erlebnis. Kannst du dir jetzt etwas darunter vorstellen?

Ja, in gewisser Weise spüre ich es richtig. Halt geben, so wie du es gesagt hast, Halt geben.

Ja, Halt geben ist ganz wichtig. Weißt du, Halt geben in einer haltlos gewordenen Welt, in einer Welt der schwankenden Bretter, wo nichts für mich sicher ist, gar nichts mehr. Und das Gefühl geben, ich bin jetzt für dich da und du bist für mich wichtig. Das versuche ich auf der Gefühlsebene mit wenigen Worten oder auch ohne Worte rüberzubringen. Worte sind in dieser Phase eigentlich überhaupt so gut wie unwichtig, aber die Haltung und das Gefühl, die mit dem Wort transportiert werden, kommen an.

Das ist uns allen ja nicht fremd.

So ist es. Und mir fällt jetzt eine Patientin ein, die Frau Poldi, die lange bei uns war. Sie kam in der Zeit vor der Validationsausbildung immer mehr in den Rückzug, ihr ging es immer schlechter, körperlich und seelisch. Die Demenz ist rasch fortgeschritten, letztlich ist sie nur mehr in einer Embryonalstellung im Bett gelegen. Sie war also damals offensichtlich schon in der Endphase ihrer Demenz. Durch tägliche Validation ist es dann gelungen, mit der Frau Poldi in Kontakt zu kommen. Innerhalb von wenigen Wochen hat sie die Augen aufgemacht, ist im Bett gesessen, hat sogar wieder angefangen, selbst zu essen. Herr Eduard, einer unserer Pflegehelfer, hat sich die ganze Zeit über besonders um sie bemüht. Eines Tages fragte er Frau Poldi, ob sie nicht allein essen wolle. Sie signalisierte Zustimmung. Bis dahin war Frau Poldi das Essen immer noch gereicht worden. Dann nahm Herr Eduard seinen Teller und setzte sich zu Mittag vis-à-vis von ihr hin – und so haben die beiden miteinander gegessen. Frau Poldi ist dann tatsächlich aus dem Bett herausgekommen, hat wieder begonnen ein paar Worte zu sprechen und konnte mit Hilfe ein paar Schritte gehen.

Das ist einfach schön, so etwas zu sehen. Bis dahin hatten wir gedacht, wenn die Demenz einmal ein gewisses Ausmaß, nämlich das sogenannte Endstadium, erreicht hat, ist Hopfen und Malz verloren. Das stimmt nicht. Zumindest bei einigen Patientinnen ist es tatsächlich gelungen, sie aus diesem Stadium wieder zurückzubringen. Sie waren auch weiterhin fortgeschritten dement, aber sie waren wieder ‚bei uns', sie haben wieder am Leben teilgenommen. Diese Erlebnisse vergisst man nie!

Der Herr Eduard, der Edi, war überhaupt ein ganz besonderer Pfleger.

Erzähl doch bitte!

Er hatte solche riesigen Pranken von Händen, aber mit diesen Händen konnte er eine kleine zarte Dame, wie zum Beispiel die Frau Aurelia, so sanft anfassen, dass mir jedes Mal das Herz aufgegangen ist, wenn ich es gesehen habe. Ich hätte den ganzen Tag zuschauen können. Edi hat auch mit einem Kreis von alten Damen regelmäßig Lieder aus ihrer Kindheit und Jugend gesungen. Kinderlieder singen mit demenzkranken Menschen ist etwas Wunderbares, weil das die Lieder sind, die bei ihnen auf jeden Fall noch im Gedächtnis geblieben und mit emotionalen Inhalten verbunden sind, zum Beispiel ‚Hänschen klein' oder auch altbekannte Wanderlieder. Edi ist mit etwa acht alten Damen im Kreis gesessen und sie haben miteinander gesungen: „Zeigt her eure Füßchen, zeigt her eure Schuh". Sie haben alle mitgemacht, und er hat eine so wunderbare Art gehabt, auf jede Einzelne einzugehen, sie anzuschauen und einzubeziehen. Vielleicht klingt das jetzt so, als würde man alte Menschen verkindlichen, das war aber überhaupt nicht der Fall. Wie Herr Eduard das gemacht hat, mit so viel Feingefühl, das war einfach großartig. Es ist ihm gelungen, auch an schwer zugängliche, mürrische und misstrauische Patientinnen heranzukommen. Das hat mich darin bestärkt, dass es immer möglich ist, eine Verbindung herzustellen, dass man nur einen Weg suchen muss, um dorthin zu kommen.

Gibt es noch weitere Geschichten mit dem Herrn Eduard?

Ja, ich denke jetzt vor allem an Frau Ida. Sie war eine ganz zurückhaltende und schüchterne Dame mit einer – noch nicht ganz weit – aber doch schon fortgeschrittenen Demenz. Herr Eduard hat mit ihr immer über ihre Jugend geplaudert. Sie stammte aus einem kleinen Ort in Kärnten, aus Würmlach. Wenn Herr Eduard mit ihr über Kärnten gesprochen hat, hat er gesehen, wie ihre Augen zu strahlen anfangen, und gespürt, mit welcher Sehnsucht sie spricht – ihre Sehnsucht nach Kärnten und vor allem nach Würmlach. Einmal war er mit seiner Familie im Urlaub in Kärnten. Da hat er sich gedacht: „Jetzt könnte ich doch einmal nach Würmlach fahren." Er ist dann tatsächlich dort hingefahren, hatte Fotoapparat und Videokamera mit und hat alles fotografiert und mit Video aufgenommen. Zurück vom Urlaub zeigte er Frau Ida die Fotos und das Video. Sie wollte alles immer wieder sehen und konnte gar nicht genug davon bekommen. Herr Eduard spürte, wie er es ausdrückte, „ein zunehmendes Pochen an seiner Herzenstür". Und dann hatte er eines Tages die Idee, zwei Tage mit Frau Ida nach Würmlach zu fahren. Er sprach darüber mit der Stationsleitung, also mit Ursula Gutenthaler, die das eine sehr schöne Idee fand und der es irgendwie gelang, die Sache in der Direktion durchzusetzen. Es wurde ein Termin vereinbart, erst dann teilte Edi Frau Ida seinen Plan mit. Und die beiden sind wirklich für zwei Tage miteinander nach Würmlach gefahren.

Er beschreibt das in dem Buch ‚Alt, krank und verwirrt': In dem Moment, in dem er mit Frau Ida aus dem Pflegeheim draußen war und die beiden zusammen im Auto saßen, benahm sich die demente alte Frau vollständig normal. Ganz routiniert hat sie sich angeschnallt, als ob sie das jeden Tag machen würde. Jede Dreiviertelstunde machten die beiden eine Pause, und er ging mit ihr auf die Toilette, danach drehten sie noch eine Runde, und dann ging die Reise weiter. Unterwegs aßen sie auch zu Mittag. Herr Eduard erkannte seine schüchterne und verwirrte Patientin gar nicht wieder: wie selbstbewusst sie ein Schnitzel und ein Seidel Bier bestellte! Und er beschreibt, wie glücklich sie in Würmlach war, als sie ihre Schwester wiedersah, wie sie sich an vieles erinnern konnte und jede einzelne Stunde dieser Reise in vollen Zügen genoss. Als sie am Ende wieder im Geriatriezentrum am Wienerwald gelandet waren, sagte sie: „Es war alles sehr schön und ich habe eine große Freude gehabt, aber jetzt bin ich hier zu Hause." Ist das nicht eine tolle Geschichte?!

Ja, das ist eigentlich ein Filmstoff.

Ja! Man hätte während dieser Reise denken können, dass Frau Ida gar nicht dement ist. Auch ich habe einige Situationen erlebt, in denen Menschen mit Demenz wieder in ihre alten Rollen schlüpften und sich plötzlich völlig normal und angepasst verhielten. Besonders auffallend war das bei Festen auf der von Ursula Gutenthaler und Martina Schmidl geleiteten ‚Palliativen Demenzstation', zu denen auch die Angehörigen eingeladen waren. Eine festliche Tafel wurde gerichtet, die weiß gedeckten Tische waren so gestellt, dass man sich gegenseitig sehen konnte. Und auch hier wurde miteinander gesungen. Wir hatten einen Pfleger, Herrn Herbert, der sehr schön und gern sang, und die alten Frauen sangen freudig mit. Einmal führten philippinische Schwestern bei so einem Fest zur allgemeinen Begeisterung in Originalkostümen Tänze aus ihrer Heimat vor. Und dann ist das Essen von zwei indischen Pflegern ganz stilgerecht serviert worden. Es war wirklich faszinierend zu sehen, dass alte Frauen, die sonst immer mit den Händen im Essen pantschten, auf einmal ganz manierlich aßen und sich mit der Serviette den Mund abwischten. Bei diesen festlichen Mahlzeiten waren sie wieder in eine altvertraute Rolle geschlüpft.

Der Pfad, den sie verfolgen, wenn sie wieder in frühere soziale Rollen schlüpfen, ist natürlich schmal. Aber wenn jemand wie Frau Ida früher gewohnt war, im Wirtshaus immer ein Schnitzel und ein Seidel Bier zu bestellen, dann wird sie das in einer analogen Situation auch jetzt tun. Einem Menschen die Möglichkeit zu geben, wenigstens für kurze Zeit in sein früheres Leben zurückzukehren, das ist schon wunderschön.

Du hast eben erwähnt: Naomi Feil war ganz gespannt gewesen, wie es ist, wenn eine ganze Station eine Validationsausbildung absolviert. Ich frage mal so: Wie hätte ich das denn womöglich erlebt, wenn ich die Station besucht hätte?

Wenn du nach der Ausbildung auf die Station gekommen wärst, hättest du vielleicht das Gefühl gehabt, es funktioniert dort alles sehr gut, mühelos, fast spielerisch, wie von selbst, und alle – Patientinnen und Pflegende – wirken entspannt, unangestrengt und heiter. Ich habe mich, wenn ich auf die Station gekommen bin, dort einfach wohlgefühlt. Alle Mitarbeiterinnen und Mitarbeiter haben den Eindruck erweckt, sie machen hier etwas, was sie wirklich gerne tun. Die Patientinnen nahmen spontan miteinander und mit dem Personal Kontakt auf und winkten mir lächelnd zu, wenn sie mich sahen. Es war dort einfach eine gute Stimmung. Vor der Ausbildung hätte sich dir noch ein ganz anderes Bild geboten.

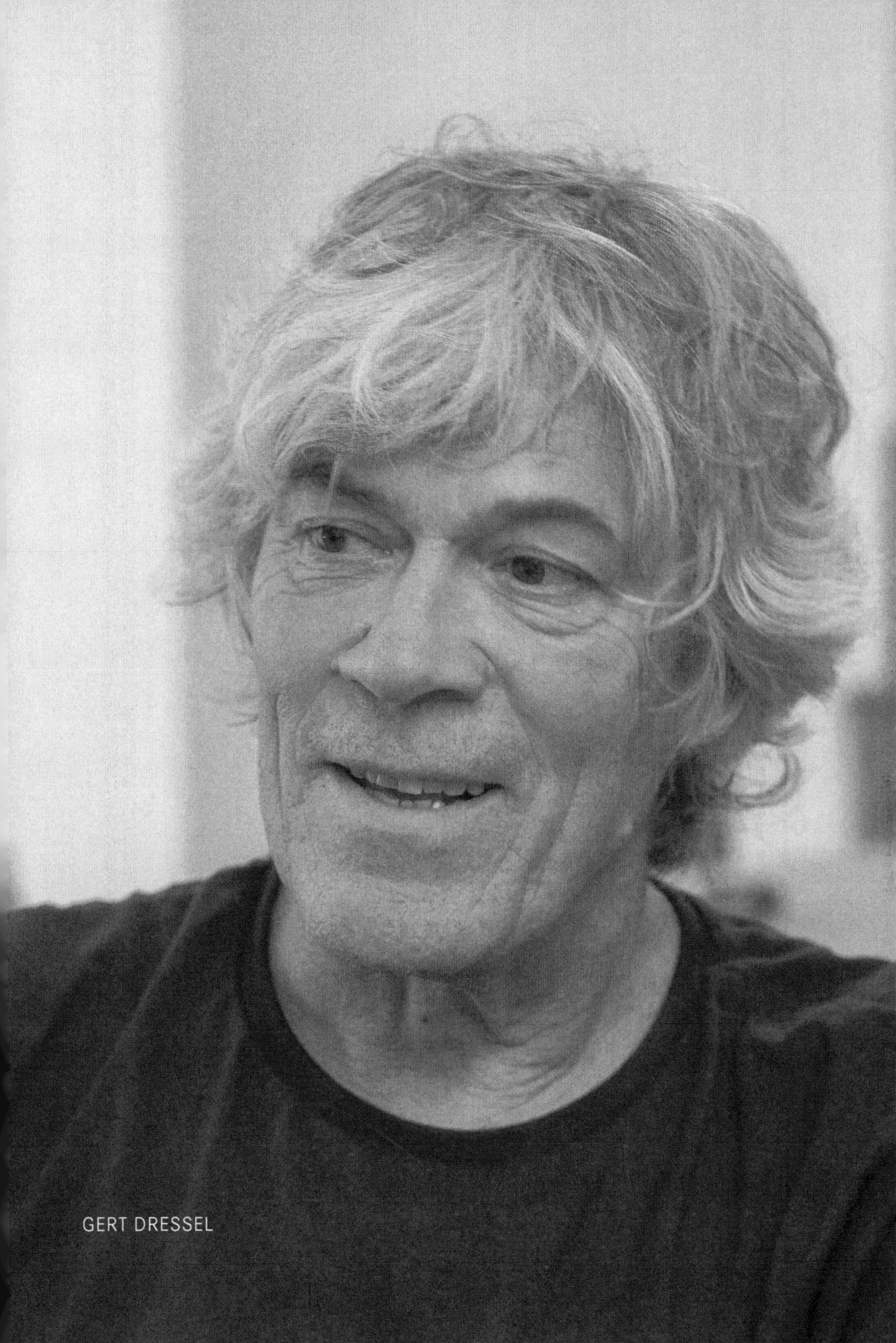

GERT DRESSEL

> *Das war wirklich nicht mein Verdienst*

KOMMUNIKATION IM TEAM

Du hast bereits mehrfach deine Mitarbeiterinnen und Mitarbeiter im Geriatriezentrum am Wienerwald erwähnt. Und du hast von einem Wir gesprochen. Was auf den Stationen deiner Abteilung gelungen ist, war also ein gemeinsamer Erfolg?

Ja, das ist mir ganz wichtig: Alles, was uns gelungen ist, haben wir gemeinsam geschafft. Ich habe zwar oft die Initialzündung gesetzt, aber wenn wir wieder einen Schritt in die richtige Richtung gegangen sind, dann ist uns das gemeinsam gelungen. Es waren also nie meine, es waren immer unsere Erfolge! Ich hätte die großartigsten Ideen haben und trotzdem grandios scheitern können, wenn sich niemand sonst dafür begeistert hätte. Weißt du, das ist ja das Schöne daran: einen Weg gemeinsam gehen zu können.

Ich hatte das Glück, viele wirklich tolle Mitarbeiterinnen und Mitarbeiter zu haben. Ich rede jetzt nur von meiner Abteilung und nicht vom ganzen Geriatriezentrum am Wienerwald. Darüber, wie die Zusammenarbeit an anderen Abteilungen funktioniert hat und was dort erreicht wurde, weiß ich zu wenig. In unserer Abteilung ist jedenfalls gemeinsam sehr viel gelungen! Mein Beitrag zu unseren Erfolgen ist vielleicht, dass ich ziemlich viele Kolleginnen und Kollegen aller Berufsgruppen mit meiner Begeisterung anstecken und davon überzeugen konnte, dass wir zusammen für die alten Menschen mehr erreichen können, als wenn jede und jeder und vor allem jede Berufsgruppe für sich vor sich hin wurstelt. Wenn die von Vertrauen und gegenseitigem Respekt getragene Beziehung zwischen den Berufsgruppen fehlt, muss die Zusammenarbeit scheitern. Wird nur in der Linie gearbeitet, bestimmen die Leitungspersonen der jeweiligen Hierarchie ausschließlich aus der Perspektive ihres Berufs, was pflegerisch, ärztlich oder therapeutisch zu geschehen hat. Das erforderliche mehrdimensionale Therapiekonzept, in das die Kompetenzen und Erfahrungen aller miteinfließen, kommt so nicht zustande. Die Leidtragenden sind dann die alten Menschen.

Hierarchien sind sinnvoll und nützlich, vor allem wenn Entscheidungen sehr rasch getroffen werden müssen. Da kann man nicht lange diskutieren oder über das weitere Procedere abstimmen. Aber in sehr vielen, in der Geriatrie sogar in der Mehrzahl der kritischen Situationen ist die Hierarchie äußerst hinderlich, wenn es darum geht, eine maßgeschneiderte Entscheidung für einen sehr alten, multimorbiden Menschen zu treffen.

Aber du hast - auch wenn es wie ein Widerspruch klingt - in der Hierarchie der Organisation Geriatriezentrum aufsteigen müssen, um einen hierarchiefreien Raum zu ermöglichen?

Ja, so ist es. Ich hatte ja schon zehn Jahre im GZW gearbeitet, als ich die Leitung der 1. Medizinischen Abteilung übernahm, aus der Jahre später die Abteilung für Palliativmedizinische Geriatrie werden sollte. Schon lange vorher hatte ich immer wieder darüber nachgedacht, was sich alles grundlegend ändern müsste – nicht nur könnte, sondern müsste –, um sowohl den Betreuten als auch den Betreuenden ein gutes Leben zu ermöglichen. Mir war von Anfang an klar, dass die gelingende Kommunikation dabei – von welcher Seite auch immer betrachtet – den Knackpunkt, den entscheidenden Schlüssel darstellt. Ich kam zu dem Schluss, dass sich in der Beziehung zwischen den Berufsgruppen und zwischen den Hierarchiestufen etwas Grundsätzliches ändern muss. Kurzum: Wir brauchten einen neuen Stil der Zusammenarbeit.

In meinem Kopf nahmen allmählich immer konkretere Vorstellungen davon Gestalt an, wie das zu erreichen sein könnte. Der Wunsch, dem Plan Leben einzuhauchen, der sich für mich immer deutlicher abzuzeichnen begann, war nicht nur in meinem Kopf, er war auch in meinem Herzen. Und ich habe gewusst, nur in einer Führungsposition habe ich die Chance zu versuchen, dieses neue Konzept umzusetzen. Entgegen anders lautender Theorien des Qualitätsmanagements war ich mir sicher, dass die Initialzündung zu so einer Veränderung nur ‚von oben' gesetzt werden kann. Als zu dieser Zeit einer der Primarärzte in Pension ging, habe ich mich vor allem deshalb für die ärztliche Leitung seiner Abteilung beworben.

Ich war und bin bis heute überzeugt davon, dass es hierarchiefreie Räume braucht, um gute, gemeinsame Entscheidungen treffen zu können. Jedes Teammitglied wird im Rahmen seiner beruflichen und menschlichen Kompetenzen voll anerkannt und geschätzt, ist daher unverzichtbar und ist sich dessen bewusst, dass es einen wichtigen Beitrag leistet. In einem Entscheidungsprozess im hierarchiefreien Raum bestimmt weder die Berufsgruppe noch die Stellung in der Hierarchie, sondern immer das bessere Argument. Hierarchiefrei heißt nicht, alle können alles. Wir können und sollen uns nicht gegenseitig ersetzen, aber jede und jeder hat eine ganz wertvolle Funktion und eine ganz wertvolle Stimme im Team. Und bei weitem ist nicht immer die Person, die die höchste Position in der Hierarchie hat, auch diejenige, die eine bestimmte Situation am besten beurteilen kann.

Zum Beispiel?

Wie meinst du, kann es gelingen, für einen konkreten Menschen, der uns zum Beispiel in einer kritischen gesundheitlichen Situation seinen Willen selbst nicht mehr mitteilen kann, eine möglichst gute Entscheidung zu treffen? Die Ärztin sieht diesen Menschen täglich vielleicht maximal zehn Minuten. Die Pflege ist 24 Stunden präsent, auch wenn die einzelne Pflegekraft natürlich nicht die ganze Zeit über da ist. Aber mit einer guten Übergabe und einer guten Dokumentation ist bestens dafür gesorgt, dass wesentliche Informationen nicht verloren gehen. Die anwesenden Pflegenden wissen, was sich in den vergangenen 24 Stunden zugetragen hat. Und dann gibt es noch die Teammitglieder, die zwar nicht unmittelbar mit Medizin und Pflege befasst sind, aber immer wieder Kontakt zu den alten Menschen haben, ob das jetzt die Putzfrau ist oder die Abteilungshelferin, die zum Beispiel das Geschirr abserviert. Diese Menschen kennen die Patientin oder den Patienten von einer anderen, eher privaten Seite als die Ärztin oder die Stationsleitung und erfahren von ihnen manchmal etwas, was sie sonst niemandem im Team erzählen. Wenn es jetzt um Entscheidungen geht, für die die Wünsche und Bedürfnisse der Betroffenen ausschlaggebend sind, kommt es nicht selten vor, dass eine dieser Mitarbeiterinnen das entscheidende Argument liefern kann. Dürfen die Mitglieder dieser Berufsgruppen nicht mitreden oder misst man ihrem Wissensschatz und ihrer Meinung von vornherein keine Bedeutung zu, vergibt man unter Umständen die Chance auf eine wirklich gute Entscheidung.

Und diese Kommunikation im Team, dieser hierarchiefreie Raum, wurde an der von dir geleiteten Abteilung auch wirklich gelebt? Das ist ja alles andere als selbstverständlich.

Meine Abteilung bestand aus sechs Stationen. In vier dieser sechs Stationen ist die hierarchiefreie Kommunikation im Team im Großen und Ganzen gut gelungen, und an zwei Stationen waren Kommunikation und Zusammenarbeit sogar fast ideal, soweit das Zusammenspiel verschiedener Menschen aus verschiedenen Berufsgruppen und aus unterschiedlichen Herkunftsländern überhaupt ideal sein kann. Aber dort sind schwierige Entscheidungen immer im Team getroffen worden. Manchmal haben die Teammitglieder mich zu solchen Diskussionen dazu gebeten, aber meistens war ich gar nicht dabei. Selbst eingeladen habe ich mich nie. Wenn ich auf einer Station war, habe ich mich dort genauso benommen, wie ich immer bin.

Das heißt?

Normal halt, ich habe – wenn es nicht unumgänglich war – nie die Chefin herausgekehrt. Ich habe mich selbst auch nicht als ‚etwas Höheres' empfunden. Natürlich war mir immer bewusst, dass ich die Leitung innehabe und daher das verantworten muss, was an der Abteilung geschieht. Aber deswegen bin ich doch nicht mit einem Schlag ein anderer Mensch als vorher. Das war für viele meiner Mitarbeiterinnen und Mitarbeiter zunächst durchaus ungewohnt. Wenn ich zum Beispiel bei meiner Visite in ein Zimmer kam und dort Schwestern mit einem Pflegewagerl standen, sagten sie erschrocken: „Entschuldigung, wir gehen schon." Dann habe ich geantwortet: „Bitte bleiben Sie, ich muss mich entschuldigen, denn ich störe hier Ihre Arbeit." Das ist auch wirklich meine Meinung: Ich komme auf eine Station, weil ich dort jetzt Visite machen will und es zeitlich für mich jetzt gut passt, also platze ich einfach mitten in die stressige Vormittagsarbeit hinein. Warum sollten sich dann die Schwestern und Pfleger, die dort gerade ihre Arbeit machen, entschuldigen, sobald ich bei der Tür hereinkomme? Ich griff auch zu, wenn gerade eine Hand gebraucht wurde, um zum Beispiel eine Patientin, die im Bett nach unten gerutscht war, wieder ein Stück nach oben zu ziehen. Das war für mich selbstverständlich, ebenso wie immer Danke und Bitte zu sagen: „Könnten Sie bitte ...?" Und nicht: „Das wird jetzt gemacht!" Ich denke, das sind normale Formen des respektvollen Umgangs miteinander und der gemeinhin üblichen mitteleuropäischen Höflichkeit.

Aber das alles war für viele ungewohnt: Ein Chef - eine Chefin zu haben, war damals auch noch nicht ganz normal - hat sich aufzuführen wie ein Chef. Viele dachten daher, dass ich Schiffbruch erleiden muss, dass es an der Abteilung bald drunter und drüber gehen wird, weil ich offensichtlich viel zu schwach bin, um mich durchzusetzen.

Aber du hast einen bestimmten, einen anderen Stil vorgelebt?

Ja, in gewisser Weise habe ich einen - meinen - Stil vorgelebt, aber das war mir nicht wirklich bewusst. Ich habe mich so verhalten, wie ich mich vor meiner Ernennung zur Primarärztin auch verhalten habe, eben so, wie ich schon immer war. Warum soll ich nur deswegen, weil ich jetzt Chefin bin, auf einmal anders sein? Wenn mir etwas ganz gegen den Strich ging, oder wenn ich mit einer Vorgangsweise ganz und gar nicht einverstanden war, habe ich das schon deutlich gesagt und vor allem unmissverständlich zum Ausdruck gebracht, wenn ich fand: „So können Sie mit der Patientin und dem Patienten nicht umgehen." Das habe ich aber immer erst nach der Visite getan, nie in einem Zimmer vor anderen, ich habe nie jemanden bloßstellen wollen.

Woran hast du gemerkt, dass die Kommunikation im Team zumindest auf vier Stationen deiner Abteilungen gelungen ist?

Das habe ich in erster Linie den Erzählungen von allen entnommen, mit denen ich gesprochen habe. Jede Woche machte ich ja auf jeder Station eine lange Visite, und dabei siehst und merkst du, wie die Sache auf der Station läuft. Wenn mir dabei ein Arzt oder eine Ärztin erzählt, dass in einem Fall, wo eine wichtige Entscheidung getroffen werden musste, die Frau oder der Herr Sowieso etwas Ausschlaggebendes beigetragen hat, und das konnte auch einmal die Reinigungskraft sein oder der Pflegehelfer, dann weiß ich, dass es gut klappt. Und wenn mir dann die Stationsleitung über einen Abteilungshelfer erzählt: „Du, der ist ein idealer Sterbebegleiter", dann weiß ich ja, dass er sich ganz bestimmt auch in gemeinsamen Besprechungen eingebracht hat, dass er für das geschätzt wird, was er beiträgt und nicht zuletzt, dass Stationsleitung und Abteilungshelfer regelmäßig miteinander sprechen.

Du kannst dir den konkreten Fall einer Entscheidungsfindung so vorstellen: Die Stationsärztin, die Stationsleitung, das Pflegepersonal und das begleitende Personal sitzen zusammen und beraten miteinander. Eine medizinische Entscheidung muss letztlich natürlich von der Ärztin verantwortet werden. Aber eine

Entscheidung kann nur dann gut ausfallen, wenn jede Stimme gehört wird und Gewicht hat. Und wenn eine schwierige, alle belastende Entscheidung über viele Wochen von allen mitgetragen werden soll - zum Beispiel bis der Mensch, um den es geht, stirbt - gelingt das nur, wenn das ganze Team dazu steht. In solchen Fällen genügt es nicht, wenn man sich nur einmal zusammensetzt, sondern da muss - auch das haben wir gemeinsam erreicht - immer wieder aufs Neue miteinander gesprochen werden, vor allem wenn es um lebenswichtige Dinge, wie zum Beispiel Ernährungssonden oder Amputationen, geht.

Ich denke jetzt an Menschen mit Demenz, die eine schwere arterielle Verschlusserkrankung haben und bei denen sich die Frage stellt, ob ein Bein abgenommen werden soll. Und der Mensch mit einer beginnenden oder mäßig weit fortgeschrittenen Demenz sagt zu dir wiederholt und sehr bestimmt: „Ich will nicht, dass mein Bein abgenommen wird, ich will mit meinen beiden Beinen sterben." Dann fragst du dich: Wie weit kann er noch selbst entscheiden? Versteht er wirklich, was dann kommt? Kann er abschätzen und sich vorstellen, was es bedeutet, gegebenenfalls mit einem verfaulenden Bein und unendlichen Schmerzen dazuliegen? Weiß ich auf der anderen Seite, wenn ich das Bein aufgrund meiner ärztlichen Überzeugung trotzdem amputieren lasse, ob er die Operation wirklich überlebt oder ob er nach der Operation nur mehr an seinem Leben verzweifelt, weil sein Bein gegen seinen Willen weggeschnitten wurde und er so nicht weiterleben möchte?

Kannst du dich an ein Beispiel erinnern?

Ich erinnere mich an eine hochbetagte Dame mit erst beginnender Demenz. Sie hatte keine Angehörigen, die wir in solchen

Fällen normalerweise immer in den Entscheidungsprozess miteinbezogen haben. Mit ihr habe ich mehrmals lange Gespräche geführt. Sie hat jedes Mal wieder klar ausgesprochen, dass sie – was auch immer geschieht – nicht mit nur einem Bein weiterleben möchte. Auch wenn ich ihr wiederholt mit einfach verständlichen Worten geschildert habe, was für Qualen ihr bevorstehen könnten, wenn ihr Bein verfault, blieb sie unerschütterlich dabei. Natürlich fragt man sich dann immer, wie weit sie die Situation wirklich noch beurteilen kann. Letztlich haben wir aber niemals eine Amputation gegen den Willen einer Person mit beginnender bis mäßig fortgeschrittener Demenz durchführen lassen, ich kann mich jedenfalls an keine einzige Amputation erinnern. Wir waren uns immer sicher, dass dieser Mensch das auf keinen Fall will.

Gab es eigentlich Momente, wo ihr als Team nachher gesagt habt: „Hätten wir uns doch anders entschieden." Wo sich nachher eine Entscheidung als die falsche herausgestellt hat?

Ja natürlich, wobei auch dann noch immer die Unsicherheit bleibt, dass man nie weiß, wie es weitergegangen wäre, wenn man anders entschieden hätte. Susanne Schragel, die Ärztin, die eine der Männerstationen leitete, schreibt im Buch ‚Alt, krank und verwirrt' über einen ihrer Patienten: einen Herrn, der noch nicht sehr alt war, aber Alkoholiker und von Geburt an geistig eingeschränkt. Als sich sein Zustand stark verschlechterte und er bettlägerig wurde, wollte er nicht mehr essen und verlor laufend deutlich an Gewicht. Das war noch in unserer Anfangszeit, damals hatten wir in solchen Fragen noch nicht viel Erfahrung. Die Ärztin hat ihm damals eine Sonde setzen lassen. An Gewicht zugenommen hat er trotzdem kaum, sein Zustand hat sich auch nicht gebessert, und er kam nie mehr aus dem Bett. Nach einem Jahr ist er an einer Lungenentzündung gestorben.

Die Sonde war, wie ich heute glaube, die falsche Entscheidung. Ohne sie hätte er sich sicher wohler gefühlt, und kürzer gelebt hätte er vermutlich auch kaum.

Ich erinnere mich auch an Situationen, wo ich nachher gesagt habe: „Das hätte ich anders machen sollen. Das habe ich falsch eingeschätzt." Einmal spritzte ich einer alten Dame, die übererregt war, ein leichtes Beruhigungsmittel - in der Absicht, ihr damit zu helfen. Am nächsten Tag gegen Mittag wurde sie tot im Bett aufgefunden. Ich war natürlich bestürzt. Das war noch in meiner Anfangszeit im Geriatriezentrum am Wienerwald, lange bevor ich eine Abteilung leitete. Das Erlebnis ist mir sehr lange ganz heftig im Magen gelegen, ich habe mir wirklich große Vorwürfe gemacht. Ein Team, wo ich das hätte ansprechen können, gab es damals noch nicht. Später hätte ich sicherlich, bevor ich nach der Spritze griff, zumindest kurz mit den anwesenden Pflegekräften gesprochen. Heute bin ich sicher, dass ich damals die alte Dame mit dieser Spitze bestimmt nicht umgebracht habe, aber richtig war es trotzdem nicht. Mich für ein paar Minuten zu ihr zu setzen, hätte vermutlich genügt. Fehler passieren immer, das ist klar. Die Frage ist nur, wie wir damit umgehen und was für Schlüsse wir daraus ziehen. Aber da komme ich wieder zu dem springenden Punkt unseres heutigen Gesprächs: zum hierarchiefreien Raum. Er schafft ein anderes Klima, eine andere Form des Miteinanders und damit auch eine andere, bessere Fehlerkultur.

Ein weitgehend hierarchiefreier Raum ... ich kann mir vorstellen, dass ein solcher für Ärztinnen und Ärzte und überhaupt in der Organisation Krankenhaus eine Herausforderung ist, weil die Hierarchie dort eine Selbstverständlichkeit ist. Und damit warst du ja auch sozialisiert.

Ja, das stimmt. Und bei zwei von sechs Stationen meiner Abteilung hat es ja auch nicht so gut geklappt. Auf einer dieser Stationen arbeitete eine ziemlich resche Ärztin, die das Prinzip von ihrer Persönlichkeit her nicht wirklich vermitteln und transportieren konnte. Die Mitarbeiterinnen und Mitarbeiter hatten immer das Gefühl, dass sie die Überlegene ist und an den Fähigkeiten aller anderen zweifelt. Das hat so sicher nicht gestimmt, aber es hat sich für das Team öfter so angefühlt. Ich erinnere mich an ein typisches Beispiel: Als sie einmal nach dem Dienst nach Hause ging, musste über das weitere Prozedere für einen Patienten entschieden werden. Die Ärztin wollte dem Team eine möglichst klare Anweisung für die weitere Vorgangsweise aufschreiben – eine gute Idee! Nur leider drückte sie diese löbliche Absicht mit den Worten aus: „Ich schreibe euch einen Trottelzettel." Daraufhin war wieder einmal die Beleidigung groß: „Sie hält uns alle für Trottel!" Das hatte sie ganz bestimmt nicht so gemeint, und das Verhalten der Ärztin war sicher nicht der einzige Grund, dass es auf dieser Station nicht ganz so gut klappte wie auf anderen. Das Stationsteam identifizierte sich nämlich sehr stark mit der aktivierenden Pflege nach Alfred Böhm. Es brauchte länger, um zu akzeptieren, dass dieses Konzept den Intentionen der Palliativen Geriatrie nicht widerspricht, sondern sie vielmehr sinnvoll ergänzt.

Natürlich gab es in den ersten Jahren auch große Schwierigkeiten. Ein Stationsteam, dass die Ideen der Palliativen Geriatrie nicht mittragen wollte und auch nichts von den neuen Formen der Kommunikation hielt, konnte mit dankenswerter Hilfe der Direktion mit seinen Patientinnen an eine andere Abteilung übersiedeln und einem Team mit seinen Patientinnen Platz machen, das sich gewünscht hatte, zu uns zu kommen. Ein Arzt, der sich bei uns nicht wohlfühlte, ist von sich aus bald wieder weggegangen. Ein weiterer Arzt war so unzuverlässig, dass er oft, wenn er Nachtdienst hatte, von den Pflegenden nicht zu erreichen war. Das geht nicht. Und dann hatten wir einmal für kurze Zeit einen Kollegen, der sich in seinen Diensten einfach nicht an das Prozedere gehalten hat, auf das wir uns bei der täglichen Mittagsbesprechung über die weitere Vorgangsweise bei kritisch kranken Patientinnen und Patienten geeinigt hatten. In solchen Fällen habe ich sagen müssen: „Ich kann mit Ihnen nicht weiterarbeiten." Auch wenn du dir bei der Gemeinde Wien deine Mitarbeiterinnen und Mitarbeiter nicht aussuchen kannst, hatte ich bei dem ärztlichen Personal immerhin die Möglichkeit, jemanden versetzen zu lassen, wenn ein guter Grund vorlag. Wenn es in der Pflege nicht rund lief, war das viel schwieriger. Es bestehen ja zwei parallele Hierarchien nebeneinander; das ist ein grundsätzliches Problem in allen Krankenanstalten. Daher verfolgt die Pflege vielerorts von der Direktion abwärts ihre Ziele, daneben läuft die ärztliche Linie möglicherweise in eine ganz andere Richtung.

Es sind aber auch immer wieder neue Mitarbeiterinnen und Mitarbeiter an meine Abteilung gekommen, die sich gewünscht hatten, zu uns zu kommen, und auch andere, die, wenn sie zu uns versetzt worden waren, sich wirklich gefreut haben, so arbeiten zu können. Hätte ich mir alle selbst aussuchen können, wäre vermutlich vieles leichter gewesen und manches besser gelaufen. Aber auch so haben alle sechs Stationen gut gearbeitet, vier von ihnen konnten sich mit allen wesentlichen Zielen der Palliativen Geriatrie identifizieren und sie weitgehend umsetzen. Das ist eine gute Bilanz.

Um noch einmal auf deine Mitarbeiterinnen und Mitarbeiter zu sprechen zu kommen, die konkrete Frage: Wer hat deine Visionen denn ganz besonders mitgetragen und wodurch?

Auf einer Station, die viel später die erste geriatrische Palliativstation wurde, lief es wirklich so gut, wie es nur laufen kann – auch wenn natürlich nie etwas ganz perfekt ist. Dort gab es ein fabelhaftes Führungsduo, bei dem jede auf ihre Art großartig war. Die eine, Susanne Pirker, die Susi, war meine Oberärztin. Sie war fast ein Engel, geduldig, gütig und mit viel Humor. Dabei war sie durchaus auch eine, die ihre Meinung sagt. Wie sie den Patientinnen und Patienten begegnet ist, wie sie auf das Personal zugegangen ist und es auch mit leichter Hand geführt hat, war wirklich unnachahmlich. Ich war glücklich und dankbar, dass ich elf Jahre mit ihr zusammenarbeiten konnte, bevor sie in Pension gegangen ist. Wenn sie nicht gewesen wäre, hätte ich es viel schwerer gehabt und wir hätten lange nicht so viel erreicht.

Die Zweite in dem Führungsduo war die Stationsleitung: Michaela Zsifkovics – eine unglaublich beeindruckende Frau! Ein kleines Beispiel: Einmal war ich zufällig dabei, als sich eine Mitarbeiterin bei ihr bitter über eine Patientin beklagte: „Die ist so bösartig und macht mir immer alles zu Fleiß." Michaela hat sie nur angesehen und gesagt: „Schau sie dir doch an, glaubst du wirklich, dass diese Frau irgendjemandem etwas zu Fleiß machen kann?" Die Rede war von einer schwachen, schwer multimorbiden hochbetagten Patientin mit weit fortgeschrittener Demenz. Die Mitarbeiterin hat dann nur so vor sich hingeschaut und gesagt: „Na ja, eigentlich hast eh recht." Die gemeinsame Arbeit dieser beiden Frauen – Susi und Michaela – war nachgerade ein Geschenk des Himmels!

Michaela war auch diejenige, die die Idee des hierarchiefreien Raums als Erste verstand und auf ihrer Station am besten umsetzte. Kein Wunder! Vieles davon war ihr immer schon selbstverständlich gewesen! Von Anfang an hatte in den Besprechungen wirklich jede einzelne Stimme Gewicht, auch die der Reinigungskraft, ebenso wie die der Abteilungshelferin und der Pflegehelferinnen. Natürlich nicht, wenn es zum Beispiel darum geht, ob ein Antibiotikum länger gegeben werden sollte oder nicht. Da kann die Pflegehelferin nicht sagen: „Also, ich find', das setz' ma jetzt ab." Das ist nicht deshalb ausgeschlossen, weil sie ‚nur' eine Pflegehelferin ist, sondern weil es nicht im Rahmen ihrer Kompetenz liegt, das zu beurteilen. Aber wenn ihr eine Patientin beispielsweise etwas gesagt hat oder sie ein Verhalten hat beobachten können, das nur ihr aufgefallen ist, dann kann sie sagen: „Das sehe ich anders, weil Frau X dies oder das zu mir gesagt hat oder ich gesehen habe, wie sie ..." Dieses respektvolle Einander-Zuhören und das Akzeptieren der jeweiligen Kompetenzen hat auf dieser Station wirklich wunderbar funktioniert.

Dazu trug auch bei, dass Michaela die Rollen und Verantwortungsbereiche gut aufteilte. Die Abteilungshelferin war zum Beispiel für die Nachbestellung von bestimmten Dingen zuständig; dafür musste sie niemanden fragen, sondern konnte selbstständig ordern. Wenn dann etwas mal nicht geklappt hat, war klar, dass das ihr Fehler war, weil er in ihrem Kompetenzbereich lag. Und weil alle auf der Station ihre Kompetenzbereiche hatten und wussten, dass ihre Arbeit wertgeschätzt und ihre Meinung beachtet wird, brachten sie sich auch in die Teambesprechungen ein. Das war auf dieser Station fantastisch.

Susi und Michaela - jede für sich war großartig und gemeinsam waren sie überhaupt unschlagbar! Vor allem deshalb und weil die beiden vom ganzen Team geliebt und respektiert wurden, ist das dort so gut gegangen. Du siehst, das war wirklich nicht mein Verdienst.

Und es gab ja noch eine zweite Station an deiner Abteilung, die, wie du gesagt hat, fast ideal gearbeitet hat.

Ja, und auch dort hatten sich die Ärztin Martina Schmidl und die Stationsleiterin Ursula Gutenthaler geradezu ideal gefunden. Auf dieser Station fand die erste Validationsausbildung an meiner Abteilung mit so großem Erfolg statt, dass sich das Team danach voller Begeisterung auf die palliative Demenzbetreuung spezialisierte. Auf dieser Station wurden in den nächsten Jahren nur mehr Patientinnen mit fortgeschrittener Demenz aufgenommen, und sie wurde später offiziell in ‚Palliative Demenzstation' umbenannt. Martina und Ursula waren tolle, sehr einfühlsame Demenzspezialistinnen und großartige Führungskräfte. Das Beste, was man sich nur vorstellen kann, wirklich! Die beiden machten zum Beispiel jeden Tag mit ihrem Team in der Frühstückspause eine etwa fünfzehnminütige Palliativ-Fortbildung. Das Palliative Frühstück nannten sie das. Martina und Ursula hatten damals schon den Palliativlehrgang am Kardinal-König-Haus absolviert. Und jeden Tag erzählten sie eine Viertelstunde ein bisschen von dem, was sie gelernt hatten. Und anschließend diskutierten sie mit den Anwesenden in einer lockeren Art über Themen wie Haltung und Achtsamkeit. Auf diese Weise wurden alle auf diesen Weg mitgenommen, ohne sie zu überfordern und ohne dass dies als Pflichtfortbildung empfunden wurde. Die Mitarbeiterinnen und Mitarbeiter wurden einfach ins Gespräch eingebunden, sie konnten ihre Erfahrungen einbringen und mit neuen Gedanken ergänzen. Auf diese Weise haben sie mitgelernt. Das war eine großartige Sache.

Auch auf der Station von Susi und Michaela etablierte sich sehr bald eine kleine tägliche Palliativfortbildung für das Team. Sie fand in der Mittagszeit statt und wurde daher Palliativer Mittag genannt. Susi und Michaela sprachen mit den jeweils anwesenden Teammitgliedern über die medizinischen, pflegerischen und seelischen Bedürfnisse ihrer Patientinnen. Wesentliche Themen waren Haltung und Kommunikation. Außerdem flossen jedes Mal ganz von selbst Elemente wie palliative Pflege, Schmerzbehandlung und die Behandlung und Begleitung Schwerstkranker und Sterbender mit ein.

Eine andere unserer Stationen hatte über längere Zeit einen Stationsleiter, der ein sehr fähiger Pfleger war. Leider war er aber auch ein ziemlicher Schlawiner, der das Arbeiten nicht erfunden hatte und sich weder übermäßig für Palliative Care noch für Validation interessierte. Zum Glück stand ihm mit Snezana Lazelberger eine äußerst kompetente, fleißige und begabte Vertretung zur Seite. Sneza, wie wir sie nannten, war wissbegierig, lernwillig und begeistert von unseren Arbeitsschwerpunkten. Sie entwickelte mit der Zeit enorme Fähigkeiten - sowohl palliativ als auch in Validation und vor allem in der Kommunikation mit den Angehörigen. Sie konnte daher mit ihrem Team enorm viel umsetzen. Das hat mir von Anfang an sehr imponiert. Sie ist jetzt schon seit vielen Jahren Stationsleitung in einem Pflegeheim der Stadt Wien in Simmering. Selbst in einer Zeit zunehmender Personalknappheit und berechtigter Unzufriedenheit der Pflegenden läuft auf ihrer Station alles rund. Es gibt auch kaum Krankenstände.

Immer noch haben Sneza und ich einen engen persönlichen Kontakt. Mit Susi bin ich bis heute eng befreundet, und Martina, die schon lange in Wiener Neustadt wohnt, treffe ich zumindest zwei oder drei Mal im Jahr, und wir freuen uns beide jedes Mal über unser Zusammensein. Ursula ist 2021 viel zu jung an Krebs gestorben. Wir waren bis zu ihrem Tod in Verbindung. Michaela habe ich leider aus den Augen verloren.

Du hast ja bereits Herrn Eduard erwähnt, einen Pflegehelfer. Deine besonderen Mitarbeiterinnen und Mitarbeiter waren also nicht nur welche, die in der offiziellen Hierarchie eine eher gehobene Funktion hatten.

Ganz richtig, wir hatten viele Pflegehelfer und -helferinnen, die sehr viel zu der positiven Entwicklung unserer Abteilung beigetragen haben. Einer war eben Eduard Falkner. Er war ein Mensch, der die Gabe hatte, die alten Menschen mit Demenz mit dem offenen, unvoreingenommenen Blick eines Kindes zu sehen, ihnen mitten ins Herz zu schauen und sie so, wie sie sind, lieb zu gewinnen. Das war einfach großartig. Auf der gleichen Station arbeitete auch Heinz Michalek als Pflegehelfer. Ursprünglich hatte er eine Ausbildung zum Dirigenten gemacht und war dann durch eine schicksalhafte Wendung, die sein Leben genommen hatte, als Pflegehelfer im Geriatriezentrum am Wienerwald gelandet. Herr Heinz war ein eher intellektueller Typ, dabei aber besonders feinfühlig und warmherzig. Er beschreibt in dem Buch ‚Alt, krank und verwirrt' die Entwicklung des Teams ... aber das musst du lesen, das kann ich gar nicht so erzählen.

Vielleicht magst du es trotzdem versuchen ...

Okay! Er beschreibt die unbefriedigende Situation des Dahinwurschtelns nach einem rigiden Pflegemodell, das Ordnung und Sauberkeit in den Mittelpunkt stellte, die Resignation und Gleichgültigkeit des Personals, die ich auch aus meinen ersten Arbeitsjahren kannte. Dann wurde, wie er schreibt, langsam ein Weg sichtbar. Man hat versucht, ein bissel etwas besser zu machen, aber irgendwie war noch keine Struktur drinnen. Er nennt dies den Vorpalliativ- beziehungsweise den Vorvalidationszustand. Und dann kommt die Zeit, wo man zu spüren begann, ja, jetzt wissen wir, was wir machen, jetzt wissen wir auch, warum wir es machen, jetzt sehen wir unsere Patientinnen und Patienten und auch unsere Kolleginnen und Kollegen mit anderen Augen an. Damit spricht er auch die Abflachung der Hierarchie und das Gewahrwerden der Bedeutung jedes einzelnen Teammitglieds an. Heinz schreibt: „Jetzt war auch die Stationsleitung plötzlich meine Kollegin." Als ich das las, freute ich mich riesig.

Wenn wir noch bei den Mitarbeiterinnen bleiben, die dich unterstützt haben und die zum gemeinsamen Erfolg beigetragen haben: Im Kontext der ersten Validationsausbildung hast du ja bereits die Therapeutinnen auf deiner Abteilung kurz erwähnt.

Ja, wenn es um meine tollen Mitstreiterinnen geht, muss ich dir auf alle Fälle auch von unseren Therapeutinnen erzählen. Das waren die Ergotherapeutin Andrea Stöckl, die damals noch Fink hieß, die Physiotherapeutin Lisl Bonomo und die medizinisch-technische Assistentin Renate Urban. Alle drei waren - jede in ihrer Art - großartig und ein Riesenglück für unsere Abteilung! Und alle drei waren bei der ersten Validationsausbildung dabei. Andrea und Renate machten später auch noch die Ausbildung in Gruppenvalidation. Andrea hat dann zusätzlich noch die Ausbildung zur Validationslehrerin gemacht. Jetzt ist sie eine der besten Validationslehrerinnen in Österreich.

Damals war Andrea frisch von der Akademie für Ergotherapie ins Geriatriezentrum gekommen und hätte zwischen zwei Abteilungen wählen können. Die eine hatte eine ganz neu ausgebaute Ergotherapie, die alle Stückeln spielte, also alle Möglichkeiten bot. Dagegen war unsere Ergotherapie nicht gerade spektakulär. Ich habe mich damals mit Andrea unterhalten, ihr von der Arbeit der Abteilung erzählt und gesagt, was ich mir von ihr erwarte.

Sie hat mir wiederum erzählt, wie sie sich ihre Arbeit als Ergotherapeutin vorstellt. Letztlich hat sie sich für uns entschieden, obwohl die andere Ergotherapie viel besser ausgestattet war. Das war schön.

Andreas Arbeit, ihr Verständnis für die alten Menschen und ihr Zugang zu ihnen hat uns sehr bereichert. Sie hat ein unglaubliches Talent, Menschen dazu zu motivieren, etwas zu tun, selbstständig an einem Werkstück zu arbeiten und so wieder Selbstvertrauen zu gewinnen - auch wenn sie zunächst fürchteten, es nicht schaffen. Das gelang ihr bei allen Menschen - ob mit oder ohne Demenz. Zum Beispiel bei einer blinden Dame, die am liebsten gar nichts selbst gemacht hätte, bei einem Patienten nach Schlaganfall oder einer von Geburt an behinderten, völlig verbitterten und in sich gekehrten Frau. Sie hat vielen Menschen einen Weg gezeigt, wieder Freude am Leben zu finden. Das war unglaublich. Ich war zwar nie dabei, wenn sie mit einer Patientin oder einem Patienten arbeitete. Es wäre ja äußerst störend für beide Beteiligten gewesen, wenn ich mich dazugesetzt und Andrea bei der Arbeit zugeschaut hätte. Das geht natürlich nicht. Aber ich habe die Ergebnisse gesehen - sie waren nicht zu übersehen! Du erkennst die Ergebnisse am allerbesten am geänderten Verhalten der betreffenden Personen.

Andrea hat selbstverständlich auch an ‚Alt, krank und verwirrt' mitgeschrieben, später ebenso an ‚Demenz und Palliative Geriatrie in der Praxis', einem Buch, das ich Jahre nach meiner Pensionierung mit Martina Schmidl herausgegeben habe. In den letzten Jahren hat Andrea auch in der ‚Fachzeitschrift für Palliative Geriatrie' publiziert. Sie bezeichnet mich noch immer als ihre ‚berufliche Mama'. Unser herzlicher Kontakt ist bis heute nicht abgerissen.

Lisl Bonomo, unsere Physiotherapeutin, zeichnete sich besonders durch ihre große Geduld und ihr Verständnis für die Eigenarten Hochbetagter mit und ohne Demenz aus. Wenn eine Patientin oder ein Patient zum Beispiel einmal gar nicht dazu zu motivieren war, mit ihr zu üben, verabschiedete sie sich freundlich und versuchte es einfach ein paar Stunden später noch einmal. Manchmal kam es auch vor, dass jemandem an diesem Tag mehr mit einem empathischen Gespräch geholfen war als mit physiotherapeutischen Übungen. Dann war sie bereit, auch das anzubieten.

Und schließlich unsere medizinisch-technische Fachkraft Renate Urban. Sie brachte ihren Schäferhund Lord in den Dienst mit. Lord war ein geprüfter Therapiehund, lammfromm, freundlich und geduldig und vor allem ein äußerst erfolgreicher Co-Therapeut! Patientinnen und Patienten freuten sich, wenn sie Lords weiches warmes Fell streicheln oder bürsten durften. Dabei trainierten sie, ohne daran zu denken, die Bewegungen, die sie sonst nur widerstrebend übten. Menschen nach Schlaganfall haben oft große Schwierigkeiten mit dem Sprechen. Weil sie sich für ihre Sprachstörung schämen, sprechen sie möglichst wenig und laufen daher Gefahr, ganz zu verstummen. Mit dem Hund aber können sie ungehemmt sprechen. Denn er beurteilt sie nicht und kritisiert sie nicht. Er schaut sie nur mit seinen warmen, braunen Augen an und wedelt erfreut mit dem Schwanz, wenn sie mit ihm sprechen.

Was mich jetzt noch beschäftigt: Du hast die Leitung der 1. Medizinischen Abteilung übernommen, weil du davon überzeugt warst, dass du nur in oder mit einer solchen Leitungsposition deine Ideale verwirklichen kannst. Und da ist letztlich gemeinsam mit deinen Mitarbeiterinnen und Mitarbeitern ja wirklich sehr viel Beeindruckendes gelungen. Einerseits! Andererseits frage ich mich, und du hast es ja auch bereits angedeutet: Mit der Leitung einer Abteilung mit sechs Stationen bist du ja plötzlich für sehr viele Patientinnen und Patienten und auch für viele Mitarbeiterinnen und Mitarbeiter zuständig und zugleich für administrative Abläufe und Management-Agenden innerhalb der Organisation Krankenhaus. Nicht suggestiv, aber trotzdem gefragt: Hast du damit auch etwas verloren?

Ja natürlich, sogar sehr viel! Das, was für mich das Allerschönste ist, nämlich der vertraute tägliche Kontakt mit meinen Patientinnen und Patienten, geht zwar nicht verloren, ist aber nie mehr auch nur annähernd in dem Ausmaß möglich gewesen wie vorher. Ich machte auf jeder Station einmal in der Woche Visite, natürlich nicht zwei Stunden lang. Wenn ich dafür fast den halben Vormittag beansprucht hätte, wären mit Recht alle narrisch geworden. Das kann man der Station nicht zumuten. Ganz zu schweigen davon, dass auch mir die Zeit für andere Verpflichtungen abgegangen wäre. Aber zumindest eine gute Stunde haben meine Visiten in der Regel doch gedauert, und das ist schon sehr lang. Denn Primarärzte rauschen in der Regel nur schnell durch. Mir aber für jede einzelne Patientin und jeden einzelnen Patienten auch jeden Tag Zeit zu nehmen, mit jeder und jedem Einzelnen zu sprechen, sodass daraus tragfähige Beziehungen entstehen können, das ist dann leider nicht möglich. Das konnte ich mir als Ärztin leisten, die höchstens zwei Stationen zu betreuen hatte, wenn Krankenstand oder Urlaub das erforderten. Für eine ganze Abteilung mit sechs Stationen und mit etwa 200 Patientinnen und Patienten geht das nicht mehr.

Aber du hast auch etwas gewonnen …

Ich habe sehr viel gewonnen. Ich habe vor allem die Möglichkeit gewonnen, mit einem großen interprofessionellen Team danach zu trachten, meine Vision einer Geriatrie mit menschlichem Antlitz zu verwirklichen, gemeinsam Schritt für Schritt an einem neuen Betreuungskonzept zu arbeiten, das später den Namen ‚Palliative Geriatrie' bekam.

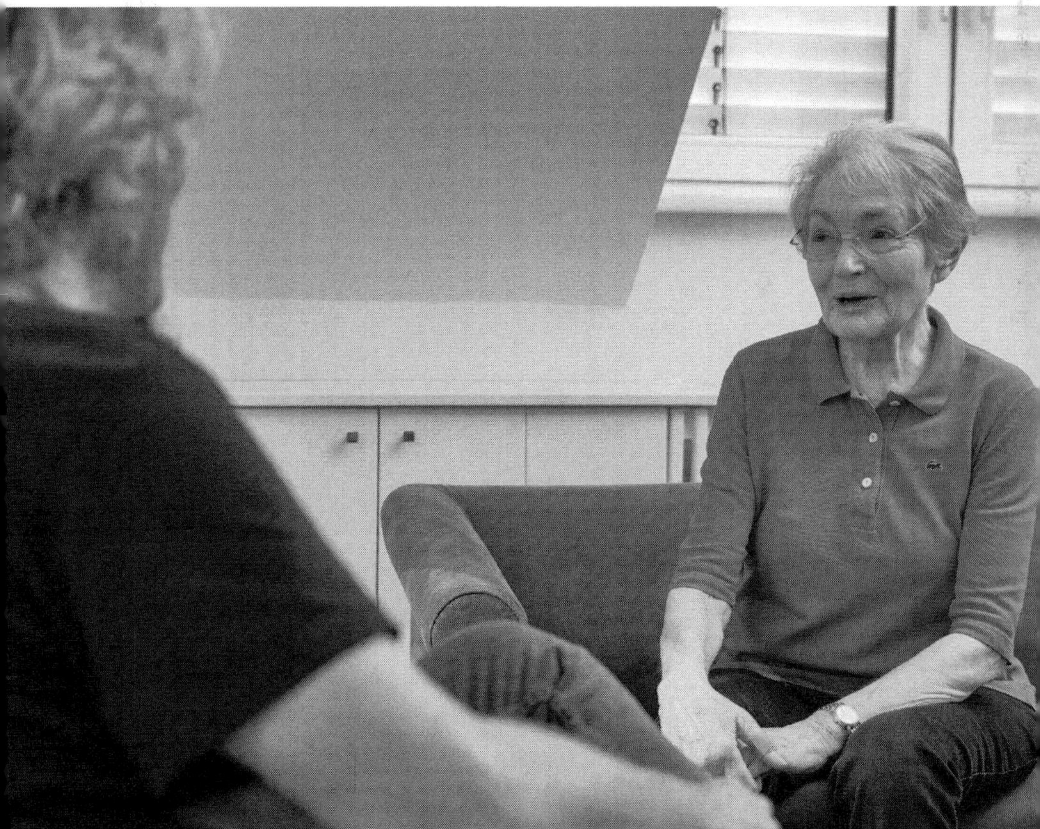

Für uns immer auch Mitglieder des Teams

KOMMUNIKATION MIT ANGEHÖRIGEN

Vorher hast du über die Wichtigkeit und Bedeutung von Kommunikation erzählt: die Kommunikation mit den Patientinnen und Patienten, der kommunikative Zugang zu den Demenzbetroffenen mit Hilfe der Validation und die Kommunikation innerhalb des interprofessionellen Teams. Und du hast bereits angedeutet: Es geht ebenfalls um die Kommunikation mit den Angehörigen.

Ja, die Angehörigen sind die dritte Gruppe. Und auch hier sind die gelingende Kommunikation, der Aufbau von Beziehung und gegenseitigem Vertrauen unverzichtbar! Wenn ich mir vorstelle, du wärst um das Jahr 2000 als Angehöriger zu uns auf Besuch gekommen, ich glaube, du hättest einen sehr positiven Eindruck bekommen. Egal welche der sechs Stationen du besucht hättest, du wärst auf jeden Fall von dem ersten Teammitglied, das dir über den Weg läuft, freundlich begrüßt und sofort gefragt worden, wen du suchst oder wie man dir weiterhelfen kann. Die Kommunikation mit den Angehörigen gelang auf allen Stationen sehr gut. Unter den Leitungspersonen zeigte vor allem Snezana Lazelberger von Anfang an großes Verständnis für die Probleme der Angehörigen und entwickelte eine besondere Begabung für den Umgang mit ihnen. Es gelang ihr, das ganze Team auf diesen Weg mitzunehmen.

Wir haben, wenn eine Patientin oder ein Patient neu aufgenommen wurde, sofort von uns aus versucht, den Kontakt zu den Angehörigen herzustellen und sie zu einem Gespräch einzuladen. Wann immer möglich sollte das erste Gespräch von Stationsärztin und Stationsleitung gemeinsam in einem ruhigen, störungsfreien Raum geführt werden. Ein kleines gastliches Angebot - zum Beispiel: „Möchten Sie vielleicht eine Tasse Kaffee?" - schafft gleich zu Beginn eine freundliche Atmosphäre. Vielen Angehörigen ist es ein Anliegen, sich aussprechen zu können, jemanden zu haben, der ihnen zuhört, sich für ihre Probleme und den Leidensweg interessiert, der schließlich zur Aufnahme des geliebten Menschen im Heim geführt hat. So erfahren wir viel über die Patientin oder den Patienten und geben zugleich den Angehörigen das Gefühl, dass auch sie für uns wichtig sind. Erst dann informieren Ärztin und Stationsleitung über alles medizinisch, pflegerisch und organisatorisch Wesentliche und beantworten Fragen. Sie versprechen, laufend in Kontakt zu bleiben, und vereinbaren ein Folgegespräch in zwei bis drei Wochen.

Ich habe angeregt, dass wir Stationsvisitenkarten bekommen, und das ist dann von der Direktion auch bewilligt worden. Auf den Visitenkarten standen die Namen der zuständigen Ärztin und der Stationsleitung, außerdem die Telefonklappe der Station sowie die Telefondurchwahl und Öffnungszeiten des Sekretariats und meine Sprechstunde. Das sind alles wichtige Informationen für Angehörige, die oft fehlen und mühsam über unnötige Umwege ergattert werden müssen. Auf diese Weise verhilft man Angehörigen rasch zu den wesentlichen Informationen, sie müssen nicht immer wieder nachfragen und sich dadurch als ungeliebte Bittsteller fühlen.

Die Kommunikation mit den Angehörigen verbesserte sich im Laufe der Zeit auf allen sechs Stationen meiner Abteilung und war in den letzten Jahren eigentlich sogar überall ausgezeichnet. Martina Schmidl verfasste einen sehr guten und hilfreichen Leitfaden für die Begleitung von Angehörigen, der später die Grundlage ihrer Masterthesis am IFF-Institut für Palliative Care und OrganisationsEthik bildete.[8]

Als ich die Abteilung übernahm, erbte ich von meinem Vorgänger auch gleich eine Menge von Beschwerden unzufriedener Angehöriger. Die Beschwerden wurden mit den Jahren seltener und blieben zuletzt so gut wie ganz aus. Wie erfolgreich unsere Angehörigenarbeit war, hat sich unter anderem darin gezeigt, dass zehn Jahre später, also um das Jahr 2000 herum, auf allen Stationen mehr als die Hälfte der Sterbenden und auf einer Station sogar fast alle Sterbenden bis zuletzt von Angehörigen begleitet wurden. Begleitung war damals noch etwas Neues: Sterbende wurden nur ganz ausnahmsweise von der nächsten Bezugsperson begleitet. Es war bis dahin nur üblich, die Angehörigen zu verständigen, wenn sich der Zustand der Betroffenen stark verschlechterte, um ihnen die Möglichkeit zu geben, sich noch zu verabschieden. Erst mit der palliativen Idee hielt der Begleitungsgedanke Einzug. Stark zugenommen hat die Zahl der begleitenden Angehörigen aber erst, als diese sich auf den Stationen ausreichend wohl und zu Hause fühlten und sich sicher sein konnten, dass sie in dieser schwierigen Zeit nicht allein ge-

8 *Martina Schmidl (2007): Angehörigenkonzept der „1. Medizinischen Abteilung für Palliativmedizinische Geriatrie" im Geriatriezentrum am Wienerwald (GZW). Master Thesis zur Erlangung des akademischen Grades Master of Advanced Studies (MAS). Institut für Palliative Care und OrganisationsEthik, Fakultät für Interdisziplinäre Fortbildung und Fortbildung (IFF), Alpen-Adria-Universität Klagenfurt.*

lassen, sondern von allen Teammitgliedern unterstützt werden. Das ist wirklich gut gelungen.

In vielen Fällen, nicht nur bei der Sterbebegleitung, war es unverzichtbar, eng mit den Angehörigen zusammenzuarbeiten. Vor allem in schwierigen Situationen waren die Angehörigen für uns immer auch Mitglieder des Teams.

Wann zum Beispiel?

Wenn es um lebenswichtige Entscheidungen für die eigene Frau, den eigenen Mann oder die eigene Mutter, den eigenen Vater geht. Dann müssen die nächsten Bezugspersonen in diese Entscheidungen miteinbezogen werden. Sie kennen die Betroffenen ja seit Jahrzehnten, wir dagegen kennen sie erst seit vergleichsweise kurzer Zeit. Noch dazu haben wir sie oft erst kennengelernt, wenn sie bereits gesundheitlich schwer geschädigt oder an Demenz erkrankt waren. Vor allem in dem Bemühen, den mutmaßlichen Willen eines an Demenz erkrankten Menschen in Erfahrung zu bringen, sind die nächsten Angehörigen unverzichtbar.

Wenn wir zum Beispiel an die arteriellen Verschlusserkrankungen denken, von denen ich bereits gesprochen habe, an die Frage, ob ein Bein amputiert werden soll oder nicht: Da ist es natürlich unverzichtbar, immer wieder mit den Angehörigen zu sprechen und sie zu fragen: „Haben sie früher schon mit ihrer Frau oder ihrem Mann darüber gesprochen?“ Oder: „Wie hat sie, wie hat er sich zu einer drohenden Amputation geäußert?“ Die Erkrankung ist ja nicht von heute auf morgen entstanden, sie ist in der Regel schon seit längerer Zeit bekannt. Die Betroffenen kommen bereits mit weit fortgeschrittenen Problemen zu uns, haben zum Beispiel an dem betroffenen Bein im Bereich des Fußes schon seit längerer Zeit Geschwüre, die nicht mehr heilen. Angehörige sind nicht nur mögliche Entscheidungshelfer, sie müssen die Entscheidung auch mittragen und mit dieser Entscheidung weiterleben. Ich erinnere mich an den Ehemann einer hochbetagten und demenzerkrankten Patientin. Auch er hat natürlich mitentschieden, dass ihr Bein nicht amputiert wird. „Das können wir ihr nicht antun! Meine Frau hat immer schon energisch erklärt, dass sie auf keinen Fall amputiert werden will." Und die Dame war über die Entscheidung regelrecht glücklich. Nachdem Martina Schmidl ihr mitgeteilt hatte, dass ihr Bein nicht amputiert wird, sagte sie zu ihr: „Gott sei Dank, jetzt hab' ich endlich meine Ruhe."

Jetzt sind Angehörige aber nicht immer eine einfache Klientel.

Natürlich, zumal ein Teil der Angehörigen die Partnerinnen und Partner der Menschen sind, die wir betreuen. Das heißt, sie sind selbst schon sehr alt und nicht mehr weit von einer eigenen Pflegebedürftigkeit entfernt. Manchmal sind sie bereits ein bisschen starr geworden, vielleicht auch etwas langsam im Kopf. Der Umgang mit ihnen erfordert viel Geduld, viel Verständnis und große Empathie. Nicht wenige dieser Angehörigen waren in ihrer Liebe und Sorge ganz rührend. Sie sind wirklich jeden Tag von morgens bis abends dagewesen. Manche waren praktisch schon auf der Station zu Hause, gehörten sozusagen zur Familie dazu.

Wirklich unangenehm sind nur wenige Angehörige. Diese Leute sind einfach so, da kannst du beim besten Willen nichts machen. Es gibt eben auch ein paar äußerst unangenehme Menschen auf der Welt, unabhängig davon, ob sie Schuster, Schneider, Mittelschullehrerinnen, Ärztinnen oder Buchhalter sind, ob wir sie als

Angehörige, als Kunden oder in der Straßenbahn treffen. Aber zum Glück ist das eine verschwindende Minderheit.

Bei anderen Angehörigen, mit denen es gelegentlich Konflikte gibt, helfen so gut wie immer ein paar Tricks, besser gesagt, ein paar verständnisvolle Antworten. Damit kann eine Situation sehr rasch entschärft und eine Eskalation in der Regel von vornherein verhindert werden. Es gibt ja öfter empörte oder in einem anklagenden Ton vorgebrachte Beschwerden, wie etwa: „Wieso hat Frau X. schon wieder die Patschen[9] von meiner Mutter an?" Oder: „Wieso liegt mein Vater schon wieder um diese Zeit noch im Bett?" Da empfiehlt es sich, als Erstes einfach zu sagen: „Das tut mir wirklich leid." Das ist natürlich den meisten Mitarbeiterinnen und Mitarbeitern nicht so einfach beizubringen, denn in solchen Fällen, in denen man sich ungerecht beschuldigt fühlt, gehen viele gleich hoch wie eine Rakete: „Mia haum net nur Ihre Frau, mia haum 35 aundere a no, und wenn jetzt die Nachbarin die Potschn von ihr anhot ..."[10] Aber das geht wirklich gar nicht, das ist ganz verkehrt. Es ist auf jeden Fall anzuraten und auch zumutbar, der Vernunft den Vorrang vor der Emotion zu geben und eben einfach zu sagen „Es tut mir leid", wenn jemand irrtümlich die falsche Wolljacke anhat oder wenn die Nägel schmutzig sind. Auch wenn ich zum Beispiel beim besten Willen nicht verhindern kann, dass die alte Dame immer wieder mit ihren Fingern in der Schutzhose ist, kann es mir ja leidtun, dass sie dadurch oft schmutzige Nägel hat, da fällt mir wirklich kein Zacken aus der Krone. Und mit einem „Das tut mir leid" hat man meistens das Wesentliche bereits bewältigt und der Beschwerde die Spitze genommen. Aus Erfahrung weiß ich, dass kaum eine Angehörige darauf sagt: „Na, das kann Ihnen ja ruhig leidtun, aber das

9 *Österreichisch für Hausschuhe.*

10 *„Wir haben nicht nur Ihre Frau, wir haben auch noch 35 andere, und wenn jetzt die Nachbarin die Hausschuhe ihrer Mutter anhat ..."*

ändert nichts, weil ..." Nein, sie sagt in der Regel: „Na ja, Sie haben es ja auch nicht so leicht." So kommen wir sehr schnell auf einen grünen Zweig und können gemeinsam beraten, ob das eine oder andere beanstandete Vorkommnis nicht doch in Zukunft öfter vermieden werden könnte. Das ist eigentlich wirklich einfach und zugleich eine großartige Sache.

Und man sollte immer wissen: Ich, die Mitarbeiterin, bin hier auf der Station zu Hause, ich kenne mich hier aus, ich bin sozusagen der Platzhirsch. Jetzt kommt eine neue Angehörige, die ist erst einmal unsicher und fühlt sich nicht verstanden. Meine Aufgabe ist daher, dass ich ihr entgegenkomme, auf sie eingehe, sie frage: „Wie kann ich Ihnen helfen?" Die Angehörige hat noch keine Erfahrung mit Pflegeheimen und ist in einer Stresssituation, weil sie fürchtet, dass ihre Mutter bei uns nicht gut aufgehoben ist. Womöglich hat sie von Freunden und Bekannten zuvor über Pflegeheime im Allgemeinen und ganz besonders über das Pflegeheim Lainz - so hieß das Geriatriezentrum am Wienerwald ja früher - das Schlechteste gehört. Noch dazu war das Pflegeheim ursprünglich das Versorgungsheim der Gemeinde Wien gewesen. Noch heute heißt ja die Straße „Versorgungsheimstraße". Dort waren Kriegsversehrte, Arbeitsunfähige nach Unfällen und auch geistig oder körperlich Beeinträchtigte, früher sagte man „Depperte", untergebracht. Aber dieses Versorgungsheim, Anfang des 20. Jahrhunderts errichtet, war ursprünglich eine soziale Großtat für Menschen gewesen, die kein Wohin hatten. Sie mussten nicht auf der Straße verhungern, sondern hatten ein Bett, bekamen drei Mahlzeiten am Tag, konnten sich waschen oder wurden gewaschen, für die damalige Zeit war das wirklich vorbildlich. Und schön langsam war aus dem Versorgungsheim ein Pflegeheim geworden.

Wie auch immer: Die Angehörigen kamen mit gewaltigen Vorurteilen zu uns. Jetzt lag es an mir, ihnen zu zeigen, dass das, was sie gehört hatten und befürchteten, für uns nicht zutrifft. Viele Angehörige waren zu Beginn auch empört über unsere – zugegeben tatsächlich schlechte – „Hotelqualität": „Was, ein Achtbettzimmer? Das will ich nicht, das kann ich meiner Mutter nicht zumuten." „Leider haben wir keine andere Möglichkeit", war dann meine Antwort. Ich hielt ja diese großen Zimmer selbst nicht für ideal. Aber es ist oft passiert, dass Angehörige dann nach ein paar Wochen kamen und sagten: „Meiner Mutti geht es jetzt schon viel besser, alle sind so nett zu ihr, und sie fühlt sich richtig wohl hier. Ich bin ja so froh, dass sie bei euch ist."

Wirklich überraschend waren die Vorurteile aber nicht?

Natürlich nicht! Diese Vorurteile waren früher oft berechtigt. Ich hatte ja in den Anfangsjahren meiner Arbeit im Pflegeheim selbst noch zahlreiche Missstände erlebt. Und als ich die Abteilung übernahm, hatte ich, wie gesagt, sehr viel Arbeit damit, alte und länger liegengebliebene Beschwerden von Angehörigen aufzuarbeiten. Das waren Angehörige von Patientinnen und Patienten, die ich nicht einmal mehr kennengelernt habe. Zum Teil gingen die Beschwerden bis in die Generaldirektion. Das war mühsam. Ich konnte diesen Angehörigen – und es waren gar nicht so wenige – leider nichts anderes sagen als: „Ich habe Ihre Mutter nicht kennengelernt, und es tut mir furchtbar leid, wenn es nicht so gut geklappt hat." Damals habe ich mir vorgenommen, dass es von nun an nicht so weitergehen wird.

Zu dieser Zeit war mir noch nicht bewusst, dass auch Angehörige Adressatinnen und Adressaten von Palliative Care sind und es zu unseren Aufgaben gehört, ihnen in dieser schwierigen Phase zur

Seite zu stehen. Ich wusste aber, dass ein gedeihliches Miteinander das Leben für alle Beteiligten auf jeden Fall leichter und angenehmer macht. Außerdem, wenn ich permanent mit Beschwerden überschüttet worden wäre, hätte das meine Arbeitsatmosphäre anhaltend vergiftet und einen großen Teil meiner Zeit blockiert. Das geht doch auf die Dauer nicht.

Gleichzeitig hatte ich Verständnis für die Angehörigen, wenn sie mit ihren furchtbaren Vorurteilen belastet zu uns kamen. Lainz war ja damals für viele ein Schreckensort, eng verbunden mit Sorge um das Wohl eines geliebten Menschen und mit großen Ängsten. Wenn man es sich leisten konnte, brachte man Vater oder Mutter eben nicht hierher, sondern brachte sie in einem privaten Heim unter. Wenn das zum Leidweisen der Angehörigen ausgeschlossen ist, ist man auf das Schlechteste gefasst und rüstet sich darauf, der Institution in Kampfpose zu begegnen oder sich notgedrungen zu ducken, den Mund zu halten und zähneknirschend alles zu ertragen. „Denn sonst wird das am Ende noch auf dem Buckel meiner Mutter ausgetragen." Dem muss man dann eben, vor allem als Leitungskraft, auch begegnen können, ohne dass man sich gleich energisch gegen diese Ungerechtigkeit wehrt.

Fällt dir in diesem Zusammenhang vielleicht eine ganz konkrete Erfahrung mit Angehörigen ein? So etwas wie eine Beschwerdegeschichte?

Ich erinnere mich an eine Angehörige, deren Ehegatte bei uns auf einer der beiden Männerstationen aufgenommen wurde. Er war noch gar nicht so alt, vielleicht 75, sie war um die 70. Auf der Station war eine Ärztin, die nicht empathielos oder gar bösartig war, aber sie war etwas kurz angebunden und resch. Die

Angehörige hätte aber etwas anderes gebraucht. Sie ist dann zu mir gekommen, eigentlich, um sich über die Ärztin zu beschweren. Ich habe sie gebeten, einfach ein wenig zu erzählen: über ihren Mann und ihre Ehe. Sie hatte auch nicht ganz verstanden, was mit ihrem Mann eigentlich los ist. Die kurze fachliche Auskunft, die sie bekommen hatte, war ganz bestimmt richtig, für eine Nicht-Medizinerin war das aber vermutlich Aramäisch. Ich erklärte ihr daher ganz genau, was ihrem Mann fehlt, warum sich das Krankheitsbild so entwickelt hat und dass er jetzt in einem sehr schlechten Zustand ist, der nicht mehr wesentlich verbessert werden kann. Und ich sagte ihr auch, dass ich verstehe, wie schwer es für sie gewesen sein muss, ihren Mann hergeben, also zu uns geben zu müssen. „Aber Sie hätten ihn wirklich nicht weiter allein zu Hause betreuen können, das könnte niemand.“ Sie hat dann verstanden, was ihrem Mann fehlt, dass er unheilbar krank ist und nicht mehr lange zu leben hat. Vor allem hat sie verstanden, dass sie keine Schuld trifft, weil sie ihn ins Pflegeheim gegeben hat.

Manche Angehörige, vor allem Ehepartnerinnen, entwickeln ja aus einem persönlichen Schuldgefühl heraus eine richtig aggressive Haltung dem Pflegeheim gegenüber. „Ich habe ihn jetzt da hergegeben, weil ich nicht mehr weiterkonnte, aber so gut, wie ich ihn die ganze Zeit über zu Hause betreut habe, so gut kann das hier niemand.“ Die Dame, die sich bei mir beschwerte, war im Grunde gar nicht aggressiv, aber sie hatte solche Schuldgefühle, weil sie ihren Mann nicht doch zu Hause behalten hatte. Wir müssen den Angehörigen ihre Schuldgefühle nehmen, ihnen erklären, dass es rund um die Uhr viele Hände braucht, um einen Patienten in seinem Zustand so zu behandeln, zu pflegen und zu betreuen, wie er es braucht. Und wir müssen ihnen vor allem auch den Krankheitszustand so erklären, dass es für sie verstehbar ist. Beides hängt miteinander zusammen. Die Angehörige wusste dann auch, dass es nicht mehr besser werden kann, sondern dass es – ganz im Gegenteil – sicher laufend schlechter wird. Das machte sie wahnsinnig traurig, und sie fing zu weinen an. Ich habe ein bissel mit ihr mitgeweint. Viele würden sagen: „Das ist ganz unprofessionell, das tut man als Ärztin oder Arzt *gar* nicht." Aber ich kann es nicht verhindern, ich kann das nicht zurückhalten. Wenn ich weinen muss, muss ich weinen. So haben wir miteinander geweint. Sie meinte dann noch: „Wie Sie hat noch nie ein Arzt mit mir gesprochen." – „Sie können jederzeit wiederkommen, wenn Sie Sorgen haben." Das hat sie dann ab und an getan. Und damit war die Sache ein für alle Mal bereinigt.

Ich muss auch sagen, dass die allermeisten meiner ärztlichen Kolleginnen und Kollegen auf den Stationen wirklich gut und empathisch mit den Angehörigen gesprochen haben. Und auch die resche Ärztin auf der Männerstation ist im Großen und Ganzen immer besser mit den Angehörigen ausgekommen und hat gelernt, empathische Gespräche zu führen.

Waren die Angehörigen immer mit allem einverstanden, was ihr für ihre Lieben für richtig gehalten habt? Das kann ich mir kaum vorstellen.

Da hast du ganz Recht. Es kam nicht selten vor, dass sich Tochter, Sohn oder Ehefrau mehr oder weniger energisch für einen anderen Weg eingesetzt haben. Wenn die Betroffenen im Vorfeld des Sterbens allmählich zu essen aufhörten, gab es besonders häufig Meinungsverschiedenheiten. Und die waren auf beiden Seiten oft von großen Emotionen begleitet. Wir wussten, dass die alte Dame nicht mehr isst, weil sie stirbt. Die Angehörigen sahen das anders: „Mutter verhungert! Sie stirbt, weil sie nicht isst!“ Schließlich weiß doch jeder, dass Essen und Trinken Leib und Seele zusammenhalten! Die Angehörigen von dieser Angst zu befreien, gelang fast nur, wenn wir das Gespräch darüber wiederholt suchten, und zwar schon lange, bevor sich die Betroffene einem kritischen Zustand näherte. Man kann ja nicht erwarten, dass es in einer Situation, die durch die Angst um das Leben eines geliebten Menschen aufgeheizt ist, Einsicht und klares Denken gibt. Aber selbst dann, wenn Angehörige verstanden haben, dass man das Sterben nicht durch eine Ernährungssonde aufhalten kann, setzt nicht selten der Verstand aus, wenn der Abschied näher rückt.

Ein Beispiel fällt mir dazu ein: Auf einer der beiden Männerstationen hatten wir über längere Zeit einen alten Herrn - einen wirklich schweren Parkinson-Patienten. Er war so steif, dass man, wenn man ihn auf die Seite drehen wollte, den Eindruck hatte, einen Ziegel zu kippen. Der alte Herr konnte auch nur mehr ganz schlecht sprechen, und das Schlucken fiel ihm schwer. Und er hatte eine rührende Frau. Jeden Tag kam sie in der Früh und blieb bis zum Abend bei ihm sitzen. Sie machte in der Pflege alles, was nur möglich war, weil sie davon überzeugt war, dass das niemand so gut kann wie sie. Damit hatte sie im Großen und Ganzen auch Recht. Die beiden waren ein eingespieltes Team und verstanden einander über minimale Signale. Über die vielen Jahre, die er bei uns war, verschlechterte sich sein Zustand allmählich immer mehr. Irgendwann wussten wir, jetzt wird er bald sterben. Seine Frau war hin und hergerissen. Auf der einen Seite sah sie das ein und meinte, er solle nicht leiden. Aber am nächsten Tag sagte sie dann wieder, es müsse alles für ihn gemacht werden: noch eine weitere Untersuchung, noch einmal röntgen ... Mit großer Überredungskunst haben wir sie dann davon überzeugen müssen, dass das ihren Mann nur unnötig belasten, dabei aber nichts verändern würde: „Sie sehen doch, wie schlecht es Ihrem Mann jetzt schon geht, und Sie wissen ja selbst, es kann nicht mehr besser werden. Auch wenn wir das Ergebnis der Untersuchung kennen – es hat keine Konsequenz mehr. Aber der Transport und die Untersuchung sind eine unnötige Quälerei." So konnten wir sie immer wieder davon abbringen, auf weiteren Blutabnahmen und Transporte zu bestehen.

Allmählich hörte der alte Herr auf zu essen. Das ist ganz normal, wenn jemand auf das Sterben zugeht, denn für das Sterben braucht man keine Kalorienzufuhr. Im Gegenteil, in dieser Lebensphase kann der Körper mit dem, was noch zugeführt wird, nichts mehr anfangen, weil die Funktion der Organe immer mehr nachlässt. Jede neue Nahrungszufuhr ist dann nur noch eine Last. Das hatten wir der alten Dame schon vorher sehr oft erklärt, sie hatte es genauso oft eingesehen, aber dann plötzlich wieder nicht mehr. „Er verhungert, das geht nicht!" Sie ging zu Pontius und Pilatus: in die Pflegedirektion, die meinte: „Dann lassen Sie ihm halt eine Sonde legen, wenn es die Frau will. Schließlich ist sie die nächste Angehörige." Sie ging zu einem auswärtigen Professor, der natürlich grundsätzlich zurecht der Ansicht war: „Ernährung ist ein Menschenrecht." Den Patientenanwalt suchte sie auch auf. Aus ihrer Sicht musste eine PEG-Sonde gesetzt werden. Unbedingt! Damals war es noch viel schwieriger als heute, etwas gegen den Willen der nächsten Angehörigen zu machen, wenn der Mensch selbst nicht mehr entscheidungsfähig war. Es gab noch keine Patientenverfügung, geschweige denn eine Vorsorgevollmacht, und wenn es die gegeben hätte, hätte sicher die Frau sie gehabt. So überlegten wir schon, wie wir es zumindest hinauszögern können, dass er eine PEG-Sonde bekommt. Zum Schluss aber hat der alte Herr die Sache für uns alle gelöst. Während sie kurz aufs Klo ging, machte er die Augen zu und war tot. Er hat es quasi entschieden - zu unserer ganz großen Erleichterung.

Sie war wirklich eine liebende Ehefrau, die bereit war, alles für ihren Mann zu tun - außer ihn loszulassen. Weißt du, ich habe sie auch verstehen können. Über viele Jahre, vielleicht sogar Jahrzehnte hatte sie ja keinen anderen Lebensinhalt als ihren Mann. Ohne ihn musste sie in ein tiefes, tiefes Loch fallen. Sie konnte es nicht zulassen, dass er stirbt. Ich habe sie in ihrem Schmerz und in ihrer Verzweiflung wirklich verstanden.

Jetzt gibt es aber ebenso andere, vielleicht auch Angehörige von Betroffenen, die fragen: Ist ein solches Leben mit so einer schweren Parkinson-Erkrankung oder ein Leben mit weit fortgeschrittener Demenz überhaupt noch lebenswert? Was antwortest du denen?

Wenn es um schwerste körperliche Erkrankungen geht, sind solche Fragen mir von Angehörigen eigentlich nie gestellt worden. Ich glaube, das liegt vor allem daran, dass das damals noch kein Thema war und schon deshalb von kaum jemandem angedacht, geschweige denn laut geäußert wurde. Für den Fall einer fortgeschrittenen Demenz, erinnere ich mich aber an das eine oder andere Gespräch. Häufiger sind mir all diese Fragen aber in meinem Privatleben begegnet. Wichtig ist, bereit zu sein, sich auf ein längeres Gespräch einzulassen, weder auszuweichen noch sich auf einen höheren Standpunkt zurückzuziehen, wie etwa: „Der Herr hat's gegeben, es liegt an ihm, es zu nehmen." Ganz schlecht ist es, wenn man empört und im Grund feige moralisierend reagiert: „Wie können Sie Ihrem Mann, Ihrer Mutter das Leben absprechen? Das ist vermessen!" Du musst den Angehörigen aufzeigen, was an einem Leben mit fortgeschrittener Demenz schön und erlebenswert sein kann, vor allem aber mit Beispielen belegen, dass die Betroffenen noch immer Freude am Leben haben. Entscheidend ist vor allem, darauf hinzuweisen, dass die Lebensqualität eines Menschen mit fortgeschrittener Demenz ganz stark von seiner Umgebung, von seinen Betreuerinnen und Betreuern und damit auch von den Angehörigen abhängig ist. Wenn du zum Beispiel als Angehöriger einem demenzkranken Menschen im besten Willen und gut gemeint sagst: „Gib mir das, du kannst das nicht mehr." Oder: „Lass mich das machen, du schaffst es ja doch nicht." Oder: „Ich habe dir schon dreimal gesagt ..." Oder: „Schau, vorige Woche hast du das noch gewusst. Denk nach, du musst dich doch daran erinnern." Wenn du bei einem demenzkranken Menschen immer wieder diese Art von negativen Impulsen setzt, muss er sich als Mangelwesen fühlen. Er wird sich mit der Zeit immer mehr in sein Inneres zurückziehen und bald in einem Zustand sein, wo man sagen könnte: „Was ist denn das jetzt für ein Leben?"

Ja, eine fortgeschrittene Demenz ist eine andere Form des Lebens, aber wer sagt, dass es eine besseres oder schlechteres Leben ist? Es ist einfach anders. Und ich würde sagen: „Es kommt doch letztlich darauf an, was dieser Mensch in seiner derzeitigen Verfassung selbst unter einem guten Leben versteht, und das ist ganz sicher nicht das Gleiche, was Sie jetzt darunter verstehen." Ein Mensch mit fortgeschrittener Demenz sehnt sich nach Sicherheit und Geborgenheit. Er will nicht allein sein, immer jemanden in der Nähe haben, zu dem er gehen, den er fragen kann. Er möchte seinen Gefühlen freien Lauf lassen dürfen und Ansprechpersonen haben, die bereit sind, ihm auf der Gefühlsebene zu begegnen, mit denen er lachen und weinen kann. Er möchte in den Arm genommen werden und ohne Angst leben können. Und diese Grundbedürfnisse sind im Grunde gar nicht wesentlich anders als bei dir oder bei mir oder bei jedem anderen Menschen. Wir möchten uns doch alle sicher und geborgen fühlen und geliebt werden, egal ob jung oder alt, ob krank oder gesund, ob zerebral intakt oder dement. Ich glaube, es gibt keinen Menschen, der das nicht möchte. Ein Leben in einer verständnislosen Umwelt, die mir das Gefühl gibt, als Person weder respektiert noch wertgeschätzt zu werden, nur mehr für alle eine Last zu sein, wäre für jeden Menschen die Hölle.

Und ich würde Angehörigen, aber auch allen anderen sagen: „Der große Unterschied zwischen Ihnen und Demenzkranken ist, dass Sie sich Ihre Umgebung weitgehend selbst aussuchen können. Sie können sagen: ‚Hier gefällt es mir gar nicht, hier geht es mir schlecht, ich gehe weg.'" Love it or leave it - beim Beruf, auch bei einer Partnerschaft, die mich nur heruntermacht und ruiniert. Bitte, dann geht es halt nicht, aber da ist man nicht ausgeliefert, da kann man selbst etwas tun. Der demenzkranke Mensch im Pflegeheim kann nicht sagen: „Hier werde ich schlecht behandelt, ich gehe." Das ist der große Unterschied, und deswegen wehre ich mich auch so gegen den Begriff des Kunden. Denn ein Kunde hat das Recht und die Möglichkeit, zu sagen: „So bitte nicht! Hier seht ihr mich nicht wieder."

Ich bekomme übrigens auch einen Zorn, wenn jemand sagt, Demenz sei keine Krankheit.

Aber die, die das sagen, meinen ja, dass mit dem Krankheitsbegriff demenzbetroffene Menschen pathologisiert und damit diffamiert würden.

Das sind edle Motive, und die gestehe ich ihnen auch wirklich zu. Aber gleichzeitig verharmlosen sie damit in völlig sinnloser

Weise eine wirklich schwere Krankheit. Ich kann doch nicht bei allen Abnützungserkrankungen sagen, dass das keine Krankheiten sind. Eine betrübliche Tatsache wird um nichts besser, wenn man für sie einen gefälligeren Namen sucht! Wenn dich deine Hüftgelenksarthrosen quälen und dich daran hindern, dass du dich normal fortbewegst, was ist denn das, was dich dann quält? Oder ist das keine Krankheit, wenn dein Herz, weil du älter wirst – beim einen früher, beim anderen später – immer schwächer wird und immer mehr auseinandergeht, du immer weniger Herzkraft hast und dann Wasser in Lunge und Füßen kriegst? Hast du dann nicht doch das Recht darauf, krank zu sein?! Da dürfte man außer bei akuten Infekten überhaupt nicht mehr von Krankheiten sprechen! Und warum soll das eine Diffamierung, gar

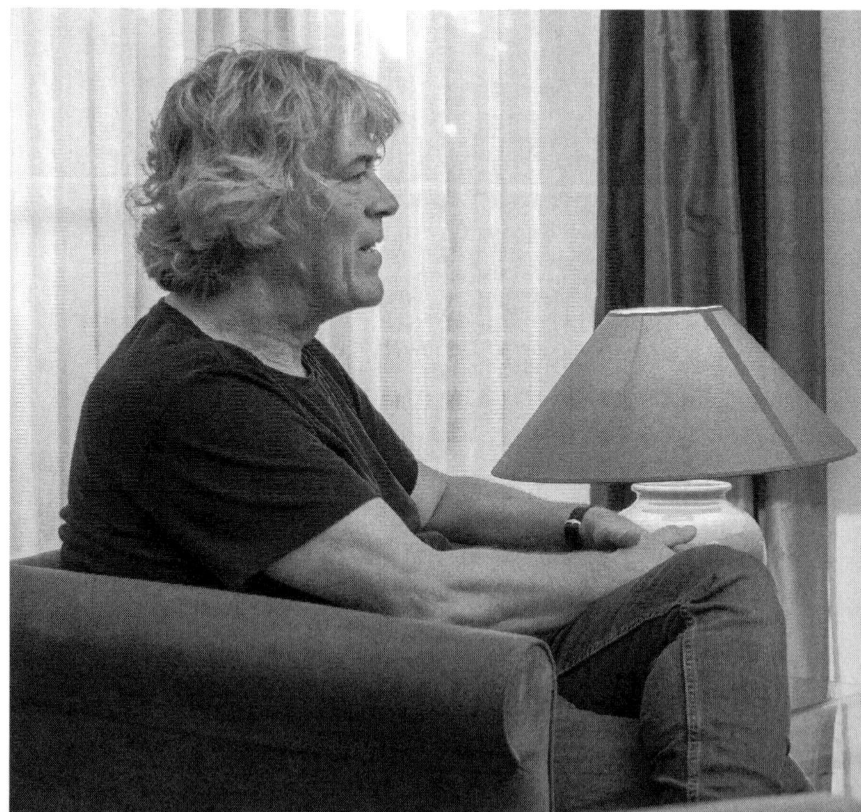

eine Pathologisierung sein, wenn man feststellt, dass jemand krank ist und Hilfe braucht? Was ist daran entwürdigend, krank zu sein? Ist es eine Schande, wenn man eine Lungenentzündung bekommt oder wenn man Krebs hat? Sind wir in unserer Gesellschaft schon so weit gekommen, dass es keine Kranken und keine Krankheiten mehr geben darf? In einer Welt, die vorwiegend damit beschäftigt ist, die Dinge schönzureden, möchte ich nicht leben. Unsere Aufgabe als Menschen sehe ich vielmehr darin, die Dinge offen beim Namen zu nennen, zu jeder Zeit die Augen aufzumachen und bereit zu sein, die Ärmel hochzukrempeln. Nur so können wir uns den körperlichen, geistigen und seelischen Herausforderungen unserer Zeit stellen und dort helfen, wo Hilfe gebraucht wird.

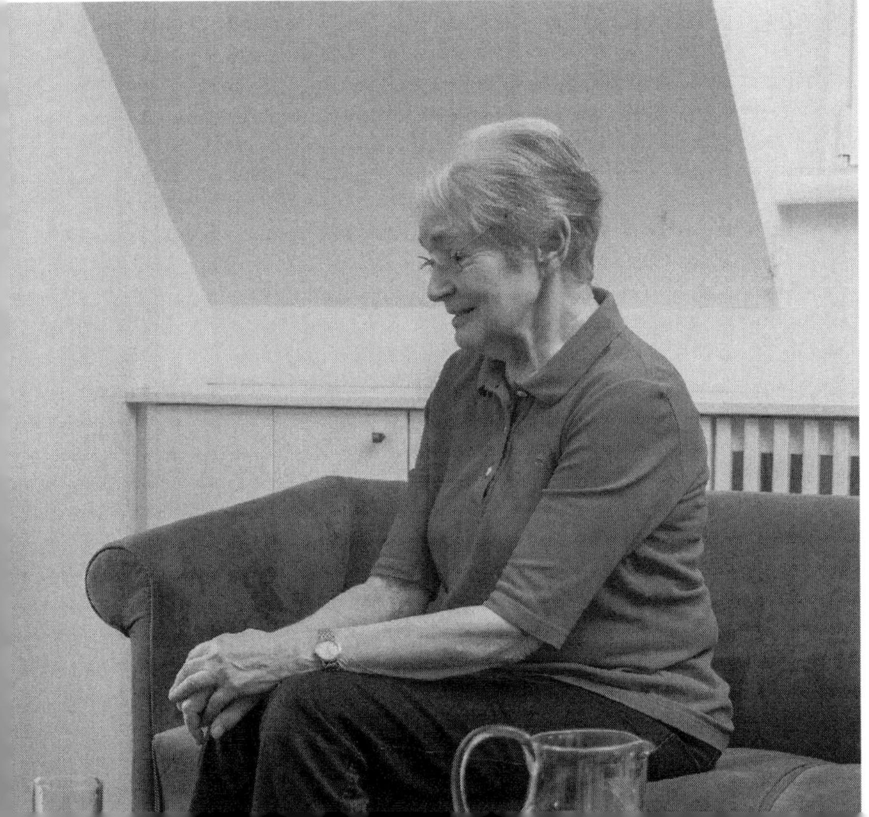

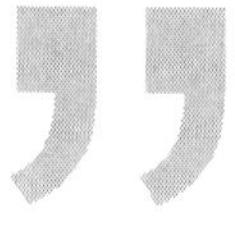

Wie sehr es weh tut, können nur Betroffene selbst wissen

SCHMERZTHERAPIE UND MULTIDIMENSIONALE FÜRSORGE

Wenn ich einmal unser bisheriges Gespräch zwischenresümieren darf: Palliative Geriatrie ist vor allem Kommunikation: mit alten Menschen, mit demenzerkrankten Personen, aber ebenso innerhalb des interdisziplinären Teams wie auch mit den Angehörigen der Patientinnen und Patienten. Ist dir noch etwas wichtig, insbesondere vor dem Hintergrund deines und eures Engagements im Geriatriezentrum am Wienerwald?

Zuerst muss ich dich korrigieren und etwas klarstellen: Palliative Geriatrie ist viel mehr als gute Kommunikation! Die Fähigkeit, gut zu kommunizieren und dabei auf die anderen einzugehen, wird in vielen Berufen gebraucht. Auch die Verkäuferin in einem Damenmodengeschäft wird in ihrem Beruf erfolgreicher sein, wenn sie über exzellente kommunikative Fähigkeiten verfügt. Ein Grundsatzpapier[11] der Fachgesellschaft für Palliative Geriatrie (FGPG) definiert Palliative Geriatrie als einen „ganz-

11 *https://www.fgpg.eu/grundsatzpapiere/#grundsatzpapier*

heitlichen, interprofessionellen Betreuungsansatz mit dem Ziel, multimorbiden hochbetagten Menschen mit und ohne Demenz bis zuletzt ein gutes Leben zu ermöglichen und ihren Angehörigen in schweren Zeiten beizustehen". Das Rückgrat der Palliativen Geriatrie bildet - wie für jeden palliativen Ansatz - die respektvolle, wertschätzende und zugewandte Haltung aller Teammitglieder. Kommunikation aber ist die Kernkompetenz und die unabdingbare Voraussetzung für das Gelingen der palliativ-geriatrischen Arbeit.

Jetzt zu deiner Frage: Ja, mir ist noch eines ganz wichtig, und ich habe es zuvor auch schon kurz erwähnt: Als ich in Lainz zu arbeiten begann, war der Umstand, dass alte Menschen häufig Schmerzen haben, noch kein Thema, und das Wort Schmerztherapie gehörte noch nicht zum gängigen medizinischen Vokabular. Kein Wunder, wir wussten - zumindest bei uns in Österreich - ja gar nicht, wie man chronische Schmerzen behandelt. Selbst für Krebspatientinnen und -patienten mit stärksten Schmerzen war das therapeutische Angebot damals noch sehr überschaubar. Das erste Hospiz in Wien für unheilbar krebskranke Patientinnen und Patienten wurde erst 1992 gegründet, nämlich das Hospiz St. Raphael im Krankenhaus Göttlicher Heiland. Wie du siehst: Die Schmerztherapie war lange Zeit ein Stiefkind der Medizin. Susi Pirker und ich erlernten ihre Grundlagen Anfang der 1990er Jahre in den Ärztekursen der Mildred Scheel Akademie in Köln. Wieder zurück in Wien gaben wir unser Wissen so gut es ging an Ärztinnen und Ärzte weiter. Eine breitere Ausbildung unserer Mitarbeiterinnen und Mitarbeiter erfolgte später vor allem über die Palliativlehrgänge im Wiener Kardinal König Haus und dann laufend intern in den Teams.

Das Erkennen und Behandeln von Schmerzen wurde sehr bald zu einem der wesentlichen Schwerpunkte unserer Abteilung. Aber es ist oft nicht einfach zu erkennen, dass ein alter Mensch Schmerzen hat. Das gilt ganz besonders für Menschen mit fortgeschrittener Demenz, die ihre Schmerzen häufig nicht mehr orten können. Und sie haben ja auch meist keine Worte mehr für ihre Schmerzen. Menschen mit fortgeschrittener Demenz können sich nur über ihren Körper und durch ihr Verhalten ausdrücken, zum Beispiel mit heftigen Abwehrbewegungen oder mit anhaltendem Schreien. Aber das wird vom medizinischen und pflegenden Personal, aber auch von den Angehörigen oft nicht verstanden, sondern fälschlicherweise für ‚herausforderndes Verhalten' gehalten – und mit der Gabe von Psychopharmaka beantwortet. Instrumente zur Verhaltensbeobachtung von Demenzkranken, die das Erkennen von Schmerzen erleichtern sollen, waren in der Anfangszeit der Palliativen Geriatrie bei uns noch nicht bekannt. Im Nachhinein bin ich sehr froh darüber, denn kein noch so feinsinniges Tool ist in der Lage, Schmerzen so gut und genau zu erfassen wie ein engagiertes, geschultes, gut beobachtendes und kommunizierendes Team!

Es gibt ja unendlich viele indirekte Schmerzzeichen. Die meisten sind stark von der jeweiligen Persönlichkeit der Betroffenen geprägt. In einem Beobachtungsbogen aber können jeweils nur einige wesentliche Schmerzzeichen abgefragt werden. Die Mitglieder des Teams, die die Kranken, die sie betreuen, gut kennen, täglich beobachten und – vor allem! – persönlich Anteil an ihrem Wohl und Wehe nehmen, bringen die idealen Voraussetzungen dafür mit, Schmerzen zu erkennen. Eine gute Kommunikation im Team und eine sorgfältige Dokumentation sorgen dafür, dass Beobachtungen verlässlich weitergegeben werden und die Behandlung rasch und zielgerecht erfolgen kann. Schmerzerfassung und die Beobachtung des Schmerzverlaufs sind also Leistungen des gesamten Teams!

Wie seid ihr an deiner Abteilung vorgegangen, um die Schmerzen rund um die Uhr verlässlich zu erfassen und weiterzugeben?

Wir haben in der Dokumentation, die damals natürlich noch handschriftlich war, das übliche Prozedere verlassen. Das sieht vor, dass jede Berufsgruppe ihre Beobachtungen und Schlussfolgerungen getrennt dokumentiert. Wir haben eine gemeinsame Dokumentation eingeführt. Zur leichteren Übersicht hat jede Berufsgruppe ihre Einträge in einer anderen Farbe gemacht. So entstand ein ganzheitliches Bild des Zustands der Betroffenen und damit eine gute Basis für die Behandlung. Einen weiteren großen Vorteil bot die persönliche Beteiligung jedes einzelnen Teammitglieds: von der Abteilungshelferin über die Pflegenden bis zur Ärztin und der Physiotherapeutin. Die gute Schmerzeinstellung wurde wirklich zu einem gemeinsamen Anliegen. Alle waren sich bewusst, dass ihre Beobachtungen, ihr Verhalten und ihre Mitteilungen einen maßgeblichen Einfluss darauf haben, wie rasch und gut den Schmerzgeplagten geholfen werden kann. Alle wurden damit auch Teil der Therapie, denn die Art, wie man auf Schmerzäußerungen reagiert, hat einen großen Einfluss auf die erlebte Schmerzstärke, zum Beispiel tröstende Worte und Handlungen. Wenn sich jemand verlassen und unverstanden fühlt, wenn jemand Angst hat, dass ihm nicht geholfen wird, und keinen Ausweg aus seinem Leid sieht, wird er die eigenen Schmerzen als wesentlich quälender empfinden. Interessanterweise lindern therapeutische Maßnahmen die Schmerzen viel langsamer, wenn sich eine Patientin oder ein Patient nicht wirklich verstanden fühlt. Und in dem Zusammenhang ist es eigentlich erstaunlich, dass fast nur Placebos - anstatt tatsächlich wirksamer Präparate -mit einer positiven Rahmung verabreicht werden, zum Beispiel: „Das ist ein neues und fabelhaftes Präparat aus der Schweiz. Sie werden sehen, wie schnell es Ihnen besser geht ..."

Übrigens, auch die Schmerzen zerebral intakter alter Menschen werden oft übersehen oder zu wenig beachtet, weil zum Beispiel die Betroffenen nicht laut genug klagen oder weil die Betreuerinnen meinen, dass ‚banale Zustände' wie Kreuz- oder Knieschmerzen im Alter selbstverständlich sind und außerdem nicht weiß Gott wie stark weh tun können. Es gibt aber keine Hierarchie der Schmerzen! Alles, was quält und belastet, gehört behandelt!

Um auf meine Abteilung zurückzukommen: Ich muss wirklich sagen, dass sich auf allen sechs Stationen im Laufe der Jahre die Sensibilität für Schmerzen und die Kompetenz, wie damit umzugehen ist, wunderbar etabliert hat. Dass Schmerzen und in der Folge der Schmerzverlauf erkannt worden sind, war in erster Linie den Pflegenden zu verdanken. Sie haben ja die meiste Zeit mit den Patientinnen und Patienten verbracht. Und in partnerschaftlicher Zusammenarbeit mit den Ärztinnen und Ärzten und mit Lisl, unserer Physiotherapeutin, gelang es sehr gut, die Schmerzen der Betroffenen ausreichend zu lindern und ihnen so zu einem besseren Leben zu verhelfen.

Während ich dir zuhöre, höre ich gleichzeitig die eine oder andere Stimme von jenen, die einen Total Pain-Ansatz vertreten. Und die fragen womöglich, ob die Marina Kojer da zu sehr auf den körperlichen Schmerz fokussiert und zu wenig auf den psychischen, sozialen und spirituellen.

Das können sie ruhig fragen. Und das stimmt: Mit allem, was ich bisher gesagt habe, ist es mir in erster Linie um die Beherrschung körperlicher Schmerzen gegangen. Denn ich bin überzeugt davon, dass solange ein Mensch quälende körperliche Schmerzen hat, ihre Behandlung Priorität haben muss. Und solange das nicht gelingt, kannst du dir das ganze andere Brimborium der schönen Worte ersparen. Ich habe da mit anderen aus dem Palliative Care-Bereich in früheren Jahren ziemlich oft gestritten. Und ich sage bis heute mit voller Überzeugung: Wenn‘s wirklich stark weh tut, dann muss man erst einmal so rasch wie möglich eine gute Schmerztherapie einleiten, und erst, wenn diese Schmerzen nachgelassen haben, reden wir weiter. Wenn du starke körperliche Schmerzen hast, willst du nur, dass diese Schmerzen aufhören – und sonst gar nix! So haben wir auf allen sechs Stationen durch die große Aufmerksamkeit und Kompetenz aller Beteiligten und durch eine erstklassige interdisziplinäre Zusammenarbeit für eine gute Schmerztherapie gesorgt. Allen Pflegenden und allen Ärztinnen und Ärzten war es ein echtes Anliegen, körperliche Schmerzen zu erkennen und zu lindern. Dass das so gut gelungen ist, darauf bin ich noch heute stolz.

Und bitte verstehe mich nicht falsch: Ich bin eine überzeugte Vertreterin des Total Pain-Konzepts von Cicely Saunders.[12] Es tut gerade im hohen Alter fast nie nur der Körper weh. Das lange gelebte Leben mit seinen nie ganz verheilten Wunden und die großen Einbußen und Kränkungen, die im hohen Alter unvermeidbar sind, bringen neben den physischen auch seelische, soziale und spirituelle Schmerzen mit sich. Diese Schmerzen fordern nicht nur unsere Aufmerksamkeit! Es braucht, um den Betroffenen zu helfen, oft auch unsere ganze Kreativität. Total

12 *Katharina Heimerl, Sabine Millius (Hg.) (2023): Total Pain in der Palliativen Geriatrie. Vom Umgang mit dem existenziellen Schmerz im Alter. Bern, Göttingen: hogrefe.*

Pain, das umfassende Leid, das das Leben der Betroffenen bestimmt und erfüllt, fordert uns nicht nur in unserer fachlichen Kompetenz, sondern auch und oft sogar vor allem in unserer Mit-Menschlichkeit. Diesen Auftrag, den ich in mir trage, vertrete ich mit meiner ganzen Existenz.

Um nun aber doch noch beim physischen Schmerz, bei den körperlichen Leiden zu bleiben: Woran habt ihr eure Erfolge, von denen du gesprochen hast, denn erkannt?

Wir haben leider nichts gezählt und gemessen, heute muss ja alles quantitativ sein. Aber wir haben beobachtet und die Ergebnisse unserer Therapie deutlich gesehen. Und die waren eindrucksvoll. Zum Beispiel sind – im Großen und Ganzen – die alten Menschen wesentlich seltener gestürzt und haben sich viel seltener dabei ernsthafte Verletzungen wie Schenkelhalsfrakturen zugezogen. Dafür musst du wissen: Ein großer Teil der Schmerzen geht von der Wirbelsäule und von den großen Gelenken aus, die im Lauf des Lebens am stärksten belastet werden. Daher tun sie auch am meisten weh. Und welche Gelenke werden am meisten belastet? Die Gelenke, die das Gewicht unseres Körpers tragen: Das sind die Hüft- und die Kniegelenke. Das Gehen ist für die meisten Hochbetagten schon an und für sich problematisch, die Beine sind schwach, oft kommt auch noch Schwindel dazu, sie gehen daher wackelig und sind gefährdet zu stürzen. Wer mit Schmerzen geht, geht noch viel unsicherer, ist zudem durch den Schmerz vom Akt des Gehens abgelenkt und stürzt daher noch viel leichter. Außerdem nehmen die Schmerzen sehr viel Kraft weg. Wenn du starke Schmerzen hast, bist du todmüde. Aus all diesen Gründen zusammen, weil der Schmerz müde macht, die Achtsamkeit beim Gehen vermindert und die Unsicherheit vergrößert, nimmt die Sturzgefahr beträchtlich zu. Dass mit der Schmerztherapie die Zahl der Stürze stark abnahm, war wirklich eklatant und nicht zu übersehen. Und dann veränderte sich auch die allgemeine Stimmung bei den Patientinnen und Patienten. Sie wirkten nicht mehr so verquält, waren freundlicher, gesprächiger und entspannter. Das war gleichfalls nicht zu übersehen. Das sind nur einige der vielen positiven Veränderungen, die wir regelmäßig beobachten konnten.

Fällt dir dazu vielleicht ein ganz konkretes Beispiel, eine ganz konkrete Geschichte ein?

Ja, und dazu will ich dir jetzt die Geschichte von Frau Stefanie erzählen, bei der einem der Erfolg einer guten Schmerztherapie so richtig ins Gesicht springt. Mitte der 1990er Jahre habe ich gemeinsam mit ein paar anderen Ärztinnen eine Schmerzambulanz für das ganze Geriatriezentrum gegründet. Anfangs ist immer nur eine Ärztin allein zu den Schmerzgeplagten an den anderen Abteilungen gegangen. Später waren wir dann mit einer palliativ geschulten Schwester zu zweit unterwegs. In der Anfangszeit bin ich einmal dringend in einen Pavillon gerufen worden. Dort traf ich ein ziemlich verzweifeltes Stationsteam an. Die Ärztin berichtete mir: „Wir wissen nicht mehr, was wir mit Frau Stefanie noch machen sollen! Egal was wir tun und wie sehr wir uns bemühen, sie weint und schreit die ganze Zeit wie am Spieß. Es ist wirklich nicht mehr auszuhalten!“ Die Ärztin konnte sich zwar eigentlich nicht vorstellen, dass die Patientin noch nennenswerte Schmerzen hatte, da sie ja ohnedies jeden Tag ein Schmerzmittel bekam. „Ganz genau wissen wir es aber nicht.“

Als ich zu Frau Stefanie kam, war ihre Tochter auch gerade anwesend. Sie erzählte mir, dass ihre Mutter bis vor kurzem selbstständig zu Hause gewohnt hätte. Obwohl sie schon sehr alt war, hatte sie in ihrem Haushalt noch immer alles selbst gemacht. Bei einem Sturz in der Wohnung zog sie sich dann leider eine Schenkelhalsfraktur zu, kam ins Spital und wurde operiert. Seither war sie total verändert: „Sie weint immer nur und sagt, sie hat Schmerzen, aber alle Ärzte sagen, sie kann gar nicht so starke Schmerzen haben. Ihr Verhalten muss psychische Ursachen haben." Frau Stefanie bekam daher ein Antidepressivum, aber das veränderte überhaupt nichts an der schrecklichen Situation. Die Tochter war sichtlich verzweifelt, aber auch ein bisschen anklagend, „weil die ganzen Ärzte bis jetzt nichts weitergebracht haben".

Frau Stefanie ist, das Gesicht in den Händen vergraben, dagesessen und hat laut geweint und geschluchzt. Ich habe mich zu ihr gesetzt und mitfühlend gesagt: „Es tut Ihnen so weh, so stark weh, und niemand will Ihnen glauben, dass es wirklich so wehtut." Frau Stefanie hat daraufhin ein bissel den Kopf gehoben, aber ohne mich anzuschauen. Ihr Weinen hörte nicht auf, wurde aber leiser. „Es tut so weh, so furchtbar weh. Es ist fast nicht auszuhalten. Sie haben schon ihren ganzen Mut verloren", sagte ich - und nach einer kleinen Pause: „Ich möchte versuchen, Ihnen zu helfen. Sind Sie einverstanden?" Frau Stefanie schüttelte heftig den Kopf: „Nein, nein, mir kann niemand helfen, niemand kann mir helfen, niemand kann mir helfen. Ich kann nicht mehr, ich will nicht mehr." Ich rückte näher an sie heran und legte meine Hand fürsorglich auf ihre Hand „Es tut so schrecklich weh", sagte ich. Frau Stefanie nickte. Dass ihr endlich jemand Glauben schenkte und ihr zubilligte, tatsächlich Schmerzen, sogar starke Schmerzen zu haben, tat ihr sichtlich wohl. „Wir könnten doch wenigstens versuchen, etwas gegen Ihre Schmerzen zu unternehmen." Frau Stefanie hörte jetzt auf zu weinen und schaute mich kurz an. Ich nahm ihre Hand in meine beiden Hände und wiederholte: „Wir können es doch versuchen. Ich glaube, ich kann Ihnen helfen, aber Sie müssen auch mitmachen, wir müssen es miteinander versuchen. Und ich verspreche Ihnen, ich gebe nicht auf, auch wenn's länger dauern sollte. Aber ich bin sicher, gemeinsam werden wir es schaffen." Frau Stefanie blieb zwar weiterhin skeptisch, war letztlich aber doch einverstanden.

Ich schaute mir an, welche Schmerztherapie, sie bis jetzt bekommen hatte. Es war nur ein Präparat der untersten Stufe des WHO-Stufenschemas, also kein Mittel gegen sehr starke Schmerzen. Vor allem aber: Diese Therapie konnte nicht den ganzen Tag wirken! Die Abstände zwischen den einzelnen Dosen waren viel zu groß. Medikamente, auch Schmerzmittel, haben ja eine bestimmte Wirkdauer. In der Therapie chronischer Schmerzen muss die nächste Dosis gegeben werden, bevor die Wirkung der vorigen ganz aufgebraucht ist. Damit will man dem Auftreten von Schmerzspitzen vorbeugen. Wenn ein Schmerzmittel zum Beispiel eine Wirkdauer von vier Stunden hat, dann ist es natürlich nicht sinnvoll, es nur zwei Mal täglich zu geben. Genau das war aber bei Frau Stefanie geschehen: Zwischen dem Ende der Wirksamkeit einer Dosis und der Verabreichung der nächsten klaffte eine Lücke von mehreren Stunden. Als Ärztin oder Arzt muss ich, wenn ich eine Schmerztherapie verordne, wissen und berücksichtigen, wie lange das Präparat wirkt.

Ich habe Frau Stefanie gleich einmal ein stark wirksames Mittel geben lassen und mit der Ärztin besprochen, wie es weitergehen soll. Zurück an meiner Abteilung erfuhr ich, dass gerade zufällig ein Bett bei uns frei geworden war. Ich rief sofort die Station an, auf der Frau Stefanie lag, und teilte der Ärztin mit: „Wir können die Patientin gleich übernehmen." Wir kannten uns damals schon wesentlich besser mit der Schmerztherapie aus als die Mitarbeiterinnen und Mitarbeiter anderer Abteilungen.

Ärztinnen, Ärzte und das Pflegepersonal hatten bereits gelernt, Schmerzen zu erkennen und waren mit den Grundlagen der Schmerztherapie vertraut. Frau Stefanie kam also zu uns - und wirklich: Das ganze Team hat sich vom ersten Augenblick an liebevoll um sie gekümmert, sie genau beobachtet, immer wieder gefragt, wie es ihr geht und sie für ihre Tapferkeit gelobt. Dank der Informationen des Pflegeteams konnte die Stationsärztin die Schmerztherapie laufend genauer an den Bedarf anpassen. So ist gelungen, was niemand von uns anfangs für möglich gehalten hätte: Die Schmerzen, die Frau Stefanie so furchtbar gequält hatten, konnten innerhalb weniger Tage zufriedenstellend beherrscht werden. Wir waren damals noch lange nicht so erfahren in diesen Dingen wie in späteren Jahren und hatten uns daher vorsichtshalber darauf eingestellt, viel länger dafür zu brauchen. Sehr hilfreich war natürlich auch, dass unsere Physiotherapeutin Lisl Bonomo jeden Tag zu Frau Stefanie kam, mit ihr übte, sie für ihren Eifer lobte und auch ein bissel mit ihr plauderte. Damit eine Therapie erfolgreich ist, muss immer auch die Seele mitgenommen werden. Ziemlich rasch konnte Frau Stefanie mobilisiert werden, ihr Bett verlassen und erst zaghaft, dann mit zunehmendem Selbstvertrauen wieder gehen lernen. Sie war dabei sogar unerhört erfolgreich! Trotz ihres hohen Alters - sie war über 90! - schoss sie bald wie der geölte Blitz mit dem Rollator über die langen Gänge, voller Freude, dass sie wieder so gut gehen kann, hin und zurück und wieder hin und zurück. Den Rollator hat sie nie wieder aufgegeben, er gab ihr Sicherheit. Sie lebte noch ein paar Jahre bei uns, plauderte mit allen, lachte viel und freute sich bis zuletzt ihres Lebens.

Ich habe dann darüber nachgedacht, was an der anderen Abteilung so grundlegend schiefgelaufen war, was maßgeblich dazu beigetragen haben könnte, Frau Stefanie in den trostlosen

Zustand zu bringen, in dem ich sie dann antraf. Nur mangelnde Kompetenz in Schmerztherapie reicht dafür nicht aus. Die Lösung war einfach: Man hatte die unabdingbare Grundregel für eine glückende Kommunikation völlig außer Acht gelassen, die lautet: „Nimm deine Gesprächspartnerin, deinen Gesprächspartner und alles, was sie oder er dir sagt, ernst!“ Es ist daher kontraproduktiv auf eine Schmerzklage zu antworten: „Das kann nicht so weh tun.“ Was für eine Berechtigung könnte ich als Ärztin auch haben, die Existenz eines Schmerzes anzuzweifeln oder gar abzustreiten, den ich nicht am eigenen Körper spüre? Ob etwas weh tut und wie sehr es weh tut, können nur Betroffene selbst wissen. Sie sind die einzigen Expertinnen und Experten für ihren Schmerz.

Wird schon nicht so schlimm sein.

Genau! So weh kann das wirklich nicht tun! Außerdem bekommt sie ja sogar eine Schmerztherapie. Man kann auch nicht ohne einen triftigen Grund einfach sagen, „das hat wahrscheinlich psychische Ursachen“, und der armen alten Dame gleich einmal ein Antidepressivum verabreichen! Dass anstelle der Schmerzen ins Auge fallende Schmerzfolgestörungen behandelt werden, gehört übrigens zu den am häufigsten gemachten Fehlern, wenn Schmerzen nicht erkannt werden oder den Klagen der Betroffenen nicht geglaubt wird. Solche Fehldiagnosen werden vor allem bei Demenzkranken gestellt, wenn Symptome wie nächtliche Unruhe, heftige Abwehrbewegungen – ‚Aggressionen‘ – oder anhaltendes Schreien fälschlich für herausforderndes Verhalten gehalten und mit Psychopharmaka bekämpft werden.

Zurück zu Frau Stefanie: Sie war nicht depressiv, sondern sie war zurecht verzweifelt, weil sie starke Schmerzen hatte und niemand ihr glauben wollte. Nicht zuhören, die Meinung des oder der anderen nicht gelten lassen und nie bereit sein, die eigene Meinung auch einmal in Zweifel zu ziehen, das sind Kardinalfehler - nicht nur in der Schmerztherapie.

Mir fällt noch eine zweite Geschichte ein, aber in der spiele ich nicht die Hauptrolle, die mir in der Geschichte von Frau Stefanie zufällig zugefallen ist.

Nebendarstellerin ist auch okay.

Nein, ich spiele gar nicht mit, sondern bin hier nur die Geschichtenerzählerin.

Aber diese Rolle steht dir auch gut.

Wie du magst. Also, auf der Station, die Susi Pirker und Michaela Zsifkovics leiteten, gab es eine Frau Elisabeth. Sie war dement, nicht weit fortgeschritten, aber doch schon in einer mittleren Phase. Sie wäre eine recht problemlose Patientin gewesen, hätte sie nicht die unangenehme Eigenschaft gehabt, plötzlich und ohne irgendeinen erkennbaren Grund wild, aber treffsicher zuzuschlagen. Wem es nicht gelang, rechtzeitig in Deckung zu gehen, der hatte schon ordentlich eine gefangen. Niemand hätte der zarten alten Frau Elisabeth so viel Kraft zugetraut!

Einmal, als Frau Elisabeth gebadet werden sollte und ihr das Nachthemd ausgezogen wurde, bemerkte eine Schwester, dass ihr Gesicht plötzlich schneeweiß wurde und schmerzverzerrt wirkte, als sie die Arme hob. Die Pflegekraft ging sofort zu Susi und teilte ihr ihre Beobachtung mit. Und Susi genügte diese Mitteilung. Sie fackelte nicht lange mit irgendwelchen Beweisaufnahmen herum, sondern begann sofort mit einer Schmerztherapie. Frau Elisabeth hebt die Arme, verzerrt im gleichen Moment das Gesicht und wird schneeweiß. Was außer Schmerzen sollte dazu geführt haben? Innerhalb von ganz kurzer Zeit ist dann aus Frau Elisabeth ein anderer Mensch geworden. Sie hörte zu schlagen auf und wurde ganz freundlich und geduldig, war gesprächig und fühlte sich sichtlich wohl. Später haben wir übrigens eine Erklärung für ihre kräftigen und treffsicheren Schläge gefunden. Wir haben erfahren, dass Frau Elisabeth in der Jugend Karate oder irgendeine andere Selbstverteidigung erlernt hatte.

Das zum Thema, wie man feststellen kann, dass eine Schmerztherapie hilfreich ist: Indem man nämlich den Erfolg ganz konkret an den Behandelten erkennt. Wenn ich noch etwas ergänzen darf.

Natürlich.

Eine erfolgreiche Schmerztherapie kann oft auch ganz andere, unerwartete und erstaunliche Folgen nach sich ziehen, an die niemand vorher gedacht hätte. Es kann zum Beispiel sein, dass jemand plötzlich mehr zu sprechen anfängt oder wieder besser hört als vorher. Konkret kann ich mich an einen alten Herrn erinnern, bei dem wir wirklich den Eindruck hatten, dass sich sein Hörvermögen nach erfolgreicher Schmerztherapie deutlich besserte. Das ist im Grunde gar nicht so erstaunlich. Weißt du, ein starker Schmerz kann das Bewusstsein ganz beherrschen. Ihn zu ertragen, verschlingt jede Menge Kraft und nimmt so viel Konzentration in Anspruch, dass kaum etwas für andere Leistungen übrigbleibt. Und wenn dann der Schmerz nachlässt, kann sich allerhand verändern. Nicht selten beginnen dann auch Patientinnen und Patienten, die vorher gar keinen Appetit hatten, wieder mehr zu essen. Du wirst vielleicht aus eigener Erfahrung wissen, dass einem der Appetit vergeht, wenn ein Schmerz stark genug ist.

Eine sträflich vernachlässigte Region des menschlichen Körpers war in der Altenpflege - zumindest früher - der Mund. Dort wurde viel zu selten hineingeschaut. Halb verfaulte Zahnruinen oder Soorinfektionen, die alte Menschen mit schwacher Abwehrkraft relativ leicht bekommen, können jedem Menschen den Appetit verderben. Soorinfektionen führen zu Schmerzen beim Schlucken und zu einem scheußlichen Geschmack im Mund, den alles sofort annimmt, was man in den Mund steckt. Dabei sind Soorinfektionen ja ganz leicht zu erkennen und zu behandeln, man muss sie nur zuerst einmal feststellen. Nach zwei oder drei Tagen Behandlung ist die Infektion weg - und damit auch die Schmerzen und der üble Geschmack im Mund. Auch schlechtsitzende Prothesen, die wehtun oder sich beim Essen ganz vom Gaumen lösen und im Mund herumschwimmen, wirken sich nicht gerade appetitanregend aus. Das alles kommt gar nicht selten vor. Viele alte Menschen hören auf zu essen, weil Missstände in ihrem Mund nie festgestellt wurden und ihnen das Essen daher einfach wehtut.

Die Frage, was tun, wenn ein alter Mensch aufhört zu essen und immer mehr an Gewicht verliert, war übrigens als Vortragende eines meiner Lieblingsthemen: „Woran denken wir dann? Und was tun wir dann?“ Über die längste Zeit hat man oft sehr rasch gesagt: „Na ja, wenn jemand nicht isst, und wir finden dafür keine Ursache, und er ist nicht sichtlich schon sterbend, dann braucht er wahrscheinlich eine PEG-Sonde.“ In diesem Zusammenhang habe ich in meinen Vorträgen, oft ein Bild von einem sehr herzigen Baby - es war übrigens einer meiner Großneffen

– gezeigt und gefragt: „Was glauben Sie, was passiert, wenn dieser kleine Bub von heute auf morgen immer weniger isst oder gar ganz aufhört zu essen? Was für Überlegungen würde man dann anstellen? Zu welchen Ärzten würde man gehen? Welche Untersuchungen würde man in Erwägung ziehen? Jede Menge Fragen würden gestellt. Drückt die Windelhose? Tut der Bauch weh, weil er die neue Breikost nicht verträgt? Bekommt er vielleicht nicht genug Zuwendung? Aber eine Frage würde man sich sicher niemals stellen: Braucht er vielleicht eine PEG-Sonde?"

Du hast es vorher bereits mehrfach angesprochen: Auch bei der Schmerzerkennung und Schmerzbehandlung ist die Kommunikation zentral, sowohl mit den Patientinnen und Patienten als auch innerhalb des Teams.

Natürlich! Ohne Kommunikation geht gar nichts. In unseren täglichen Ärztebesprechungen war mit der Zeit immer häufiger von Schmerzen die Rede, und es wurde über die Möglichkeiten der Schmerztherapie für einen bestimmten Menschen diskutiert. Was in dem Zusammenhang ja noch wichtig ist: Hochbetagte brauchen meist verschiedene Medikamente, die leider alle Neben- und Wechselwirkungen haben. Man muss sehr darauf achten, was man verschreibt, und man sollte nicht mehr verschreiben als unbedingt nötig ist.

Natürlich haben wir in unseren Besprechungen auch über die anderen Schmerzaspekte gesprochen, aber zunächst haben wir gesagt: „Tun wir doch alles dazu, dass diese alten Menschen nicht so unter ihren vielen körperlichen Schmerzen leiden müssen." Schon damals gab es genug Studien, die erstens zeigten, dass sehr alte Menschen generell weniger Schmerztherapie bekommen, wobei sie nachweislich viel häufiger an vor allem chronischen Schmerzen leiden als jüngere. Und die Studien zeigten zweitens, dass Menschen mit Demenz generell höchstens ein Drittel der Schmerztherapie erhalten, die nicht-demenzkranke Gleichaltrige im gleichen Zustand - zum Beispiel nach einer Schenkelhalsfraktur - bekommen. Da haben wir gesagt: „Bei uns wird das nicht so sein, wir machen das anders!" Dabei haben uns auch unsere Kenntnisse in Validation sehr geholfen. Denn damit ist es uns leichter gefallen, die Schmerzen Demenzkranker zu erkennen und darauf richtig zu reagieren.

Vielleicht wiederhole ich mich, aber mir ist das wirklich wichtig: Wir dürfen die körperlichen Schmerzen nicht vergessen! Wir dürfen auch nicht vergessen, dass all diese Menschen ein Herz haben, das alt, schon abgenutzt und oft krank ist. Sie haben auch eine Lunge mit einer wesentlich geringeren Atemkapazität. Und meistens haben sie Nieren, die nicht mehr in der Lage sind, die Abfallprodukte des Stoffwechsels rasch genug auszuscheiden. Aus diesem Grund haben manche Präparate auch eine deutlich längere Wirkdauer. Wir dürfen nicht vergessen: Hochbetagte sind - körperlich und psychisch - wesentlich störungsanfälliger als Jüngere. Ich vergleiche ihren Zustand oft mit einem schwankenden Boot auf hoher See, das durch jeden aufkommenden Wind kentern kann.

Wenn du sehr alte Menschen behandelst, musst du immer alles miteinbeziehen - ob palliativ oder auch kurativ, wenn es zum Beispiel darum geht, einen Infekt zu behandeln. Dieses ständige Mitberücksichtigen von allen persönlichen, körperlichen und seelischen Schwachstellen und potenziellen Gefahren habe ich übrigens ‚multidimensionale Fürsorge' genannt. Damit werden ärztliche oder pflegerische Leistungen nicht herabgemindert, sondern es ist ein Begriff, der darauf hinweisen soll, dass es uns um die umfassende Sorge für besonders verletzliche Menschen geht. Dafür ist es unerlässlich, dass sich alle Berufsgruppen beteiligen. Es braucht ihre Kenntnisse, Kompetenzen und Erfahrungen, um zu guten Entscheidungen zu kommen. Das gelingt am besten, wenn wir bereit sind, wie der Schweizer Geriater Daniel Grob es ausdrückt, „immer einen Schritt hinter dem Patienten oder der Patientin zu gehen“[13]. Nur so können wir klar erkennen, was für die Betroffenen selbst wichtig ist.

Also eine radikale Patientenorientierung.

Genau das! Auf die kommt es in der Palliativen Geriatrie in erster Linie an. Im Mittelpunkt steht der jeweilige Mensch mit allem, was ihn ausmacht und was für ihn selbst wichtig ist. Das heißt, wenn wir erwägen, wie wir diesem Menschen helfen, ihm das Leben leichter machen könnten, kommt es - außer in Akutsituationen - nicht in erster Linie auf die Diagnose an. Wenn zum Beispiel jemand sagt: „Meine Schmerzen werden zwar deutlich besser, wenn Sie mir eine höhere Dosis von dem Schmerzmittel geben. Aber ich werde darauf so müde, und das will ich nicht. Dann kann ich nämlich nicht mehr klar denken und jeden Tag meine Zeitung lesen.“ Wenn jemand lieber etwas mehr Schmerzen in Kauf nimmt und dafür andere Fähigkeiten behält, die ihm wichtig sind, ist das sein gutes Recht und natürlich zu akzeptieren. Es ist unsere Aufgabe, in einfühlsamen Gesprächen - bei Menschen mit Demenz oft auch vor allem über ihre Körpersprache und ihr Verhalten - herauszufinden, was sie quält und was für sie jetzt wichtig ist. Es geht um ihr Leben, um ihre Lebensqualität.

Wenn ich den Eindruck habe, ein Patient bekommt schlecht Luft, aber ihn stört das gar nicht, warum sollte ich dann ohne

13 *Daniel Grob (2016): Das Gute in der Altersmedizin. In: VSH Bulletin. Nr. 1. 33–39.*

zwingenden Grund etwas behandeln, was nur mich stört und unter Umständen Medikamente einsetzen, die Nebenwirkungen oder Wechselwirkungen mit anderen Präparaten haben und so sein Wohlbefinden stören? Eine gute Entscheidung kann ich nur dann allein treffen, wenn es zum Beispiel darum geht, einen akuten Infekt oder eine akute Blutzuckerentgleisung zu beherrschen. Bei Maßnahmen, die darauf abzielen, das Wohlbefinden der betreffenden Person zu steigern, entscheidet - soweit sie das kann - in erster Linie die betroffene Person selbst. Vor allem bei Menschen mit Demenz, die uns oft nicht mehr mitteilen können, was sie sich wünschen, denken wir am besten alle miteinander darüber nach, was jetzt das Beste für sie sein könnte. Ich frage dann in erster Linie die Pflegenden, die die Betroffenen viel besser kennen als ich: „Was könnten wir da machen, was glaubt ihr, was habt ihr für Erfahrungen?"

Wir müssen uns immer vor Augen halten: In der Palliativen Geriatrie haben wir es mit den Schwächsten in unserer Gesellschaft zu tun. Palliative Geriatrie ist eine für müde gelebte, chronisch kranke Hochbetagte maßgeschneiderte Palliative Care. Wir wollen mit besonders großer Zuwendung und Achtsamkeit auf den Menschen zugehen, ihn mit Hilfe unserer fachlichen und menschlichen Kompetenz unterstützen und seinen Weg bis zum Tod begleiten. Vielleicht könnte man diese Herangehensweise in mancher Hinsicht mit der sanften Geburt vergleichen. Ich erinnere mich gut an die Wiener Kinderärztin Marina Marcovich. Ich sehe noch die Bilder vor mir, die zeigen, mit welcher Liebe, mit welch großer Zartheit sie mit einem Frühchen umgegangen ist. Was in der Palliativen Geriatrie geschieht, lässt sich natürlich damit nicht vergleichen, vergleichbar ist nur die Haltung, mit der ich meinen Patientinnen und Patienten begegne. Palliative Geriatrie will den alten Menschen mit allen zur Verfügung stehenden Mitteln zu einem guten Leben bis zuletzt verhelfen. Wir wollen unsere Patientinnen und Patienten dabei unterstützen, ihren eigenen Weg zu finden und ihn bis zu ihrem Lebensende zu gehen.

Mit der Zeit haben wir erkannt, dass wir kein Recht dazu haben, von vornherein anzunehmen, dass uns die Führungsrolle zusteht. Es geht nicht um unser Leben, nicht darum, unsere Ziele zu verwirklichen. Nein, nicht wir führen, sondern die Betroffenen führen uns zu ihren Zielen. Ich kann für einen alten Menschen kein Ziel setzen; wie könnte ich mir das anmaßen? Natürlich müssen wir aber auch bereit sein, jederzeit die Führung zu übernehmen, wenn uns jemand darum bittet oder wenn es wirklich nötig ist. So können wir zum Beispiel einen Menschen mit Demenz nicht seiner Autonomie ausliefern, wenn er auf die Straße und vielleicht sogar direkt in ein vorbeifahrendes Auto laufen will. Auch wenn eine Patientin oder ein Patient mich bittet, eine Therapieentscheidung für sie oder ihn zu treffen, werde ich das selbstverständlich tun. Das ist kein Zeichen von Paternalismus, sondern entspringt meiner palliativen Grundhaltung.

Du sprichst von einer multidimensionalen Fürsorge in der Palliativen Geriatrie, welche Dimensionen sind das denn?

Die multidimensionale Fürsorge bezieht sich auf den ganzen Menschen, das heißt, auf die körperliche, psychische, die soziale und die spirituelle Dimension. Sie enthält im Grund den gesamten Total Pain-Ansatz. Aber auch hier beginnt alles für mich damit, mich bei jedem alten Menschen, den ich behandle, zuerst einmal der oft schwierigen Aufgabe zu stellen, seine belastenden körperlichen Beschwerden zu lindern und dabei unter Berücksichtigung seiner Schwachpunkte die körperlichen Funktionen bestmöglich in Balance zu halten. Das bedeutet aber nicht, dass mir nicht auch gleichzeitig andere Facetten von Total Pain bewusst sind, zum Beispiel die große Angst, die Schmerz und Krankheit so gut wie immer begleitet! In der Art den Betroffenen zu begegnen, versuche ich verbal und nonverbal auf ihre seelische Situation einzugehen. Ich halte die anderen Dimensionen von Total Pain für genauso wichtig. Es ist für mich als Ärztin aber wesentlich, Prioritäten zu setzen und im Sinne der Dringlichkeit zuerst für Lebenswichtiges zu sorgen.

Auch die rein medizinische Fürsorge ist stets multidimensional. Wenn ich mich zum Beispiel nur auf den entgleisten Diabetes stürze und ich lasse das schwache Herz und die Niere, die nicht mehr gut ausscheidet, außer Acht, könnte es sehr leicht passieren, dass ich die Person damit umbringe. Ein sehr alter, multimorbider Mensch ist mit einem Mobile vergleichbar, er ist immer in einem labilen Gleichgewicht. Das gilt nicht nur für seine Körperfunktionen. Ich kann dem Betreffenden auf die Dauer auch nicht erfolgreich helfen, körperlich in einen besseren Zustand zu kommen, wenn er gleichzeitig seelisch immer mehr verzweifelt und den Lebensmut verliert. Denn ein sehr alter und multimorbider Mensch, der nicht mehr leben will, lebt dann in der Regel auch nicht mehr lange. Er hat genug Schwachstellen, um zu sterben, wenn der Lebenswille schwindet. Oft habe ich zum Beispiel Folgendes erlebt: Ein Partner oder eine Partnerin bei einem alten Ehepaar stirbt, und nach kurzer Zeit stirbt auch die oder der Überlebende, obwohl das niemand erwartet hätte. Und leider habe ich auch ein paar Mal erlebt, dass ein Mensch, der unbedingt in seinem eigenen zu Hause hatte bleiben wollen, nach relativ kurzer Zeit starb, wenn er gegen seinen Willen und aus sozialen Gründen bei uns aufgenommen wurde.

Ich weiß ja nicht, ob multidimensionale Fürsorge ein guter Begriff ist, aber ich habe für mich noch keinen besseren gefunden. Mit diesem Begriff sind auch alle anderen Berufsgruppen angesprochen, die für das Wohlergehen unserer geriatrischen Patientinnen und Patienten mitverantwortlich sind. Es geht bei uns allen immer auch darum, für die Seele zu sorgen. Und für die Seele haben letztlich alle zu sorgen, die mit alten Menschen zu tun haben. Für diesen Standpunkt bin ich früher einmal heftig angegriffen worden, nämlich von anderen Vortragenden im Palliativlehrgang im Wiener Kardinal König Haus. Ich meinte damals: „Als Ärztin bin ich auch für die Seele zuständig, ebenso die Krankenschwester, selbst die Putzfrau kann für die Seele zuständig sein, sobald sie mit dem betroffenen Menschen in Beziehung tritt. Wir sind alle für die Seele zuständig, nur in unterschiedlicher Art, vielleicht auch in verschiedenem Ausmaß. Aber diejenigen, die in einem bestimmten Moment gerade am meisten gebraucht werden, sind in diesem Moment auch am meisten für die Seele zuständig." Da waren einige empört. „Welche Anmaßung! Für die Seelsorge sind die Seelsorgerinnen und Seelsorger zuständig!" In der Zwischenzeit hat sich das aber sehr gewandelt. Heute sind das Selbstverständlichkeiten, damals waren es neue Gedanken. Mir waren sie schon damals selbstverständlich, aber nicht, weil ich so klug bin, sondern weil ich aus Erfahrung wusste, dass es so ist.

Gerade in der Medizin wird der Mensch von den Spezialisten, die für ihn zuständig sind, in immer kleinere Teile zerlegt. Ich muss dir in diesem Zusammenhang von einem Kongress erzählen, den ich vor Jahrzehnten besucht habe - auch wenn der nichts mit Geriatrie und Palliative Care zu tun hatte, es ging um Lungenkrankheiten. Ein hochdekorierter Vortragender hatte gerade gesprochen. In der Pause gehe ich zu ihm hin und sage: „Wenn ein Mensch einen sehr großen und aufgeblähten Bauch hat und das

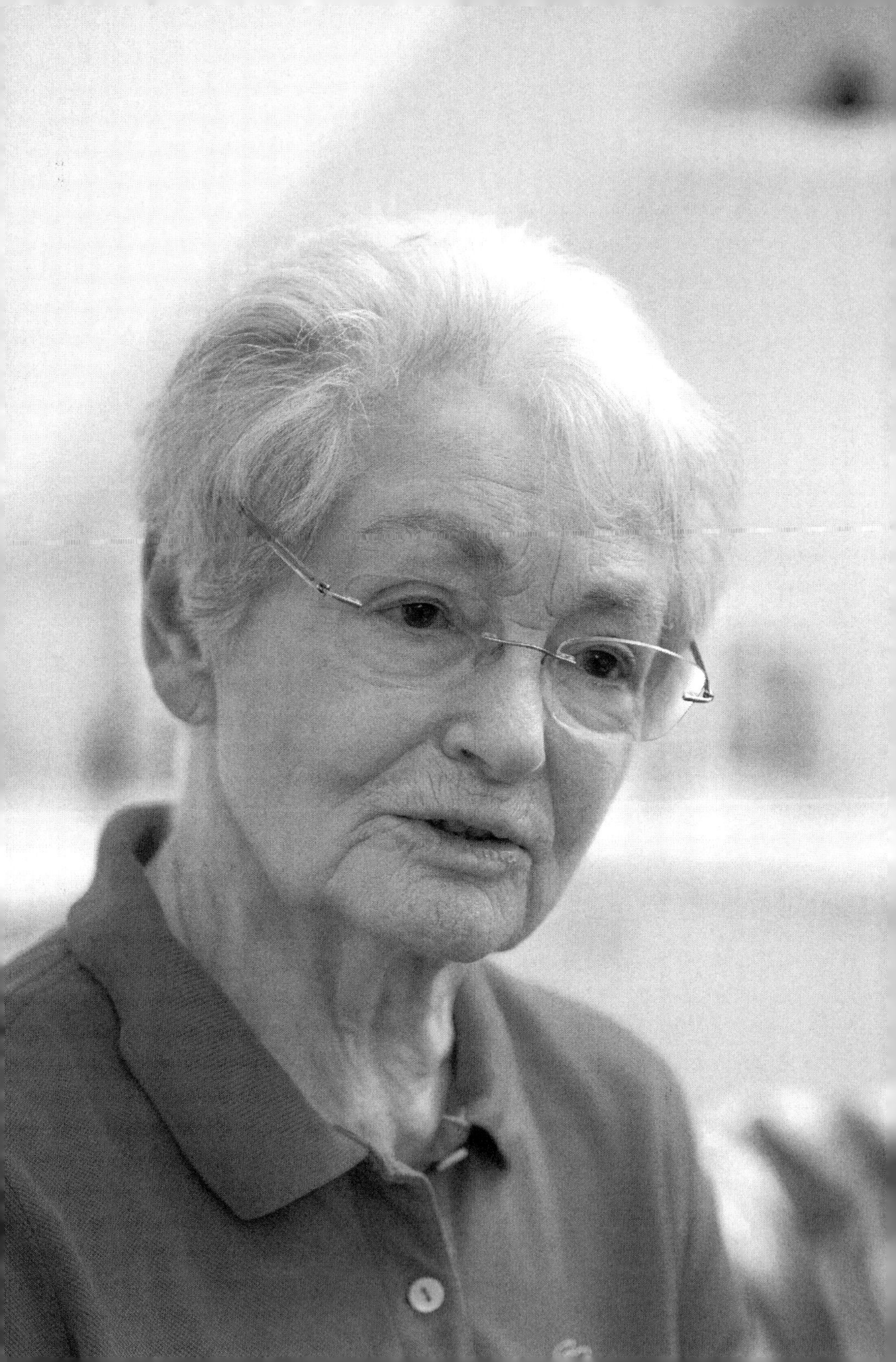

Zwerchfell dadurch weiter oben ist als es sein sollte, ist es doch kein Wunder, wenn er schlecht Luft bekommt und kurzatmig ist." Da schaut mich der Herr Professor freundlich, aber zugleich mit mitleidiger Verachtung an und meint: „Liebe junge Kollegin, für mich hört der Mensch beim Zwerchfell auf."

Wir können den Menschen doch nicht in kleine Teile zerlegen.

”

Vorbehaltlos akzeptieren

PROFESSIONELLE LIEBE

Du hast vorher von ‚Fürsorge‘ gesprochen. Ich kann mir vorstellen, dass dieser Begriff den einen oder die andere irritiert, weil ‚Fürsorge‘ einen durchaus paternalistischen und kontrollierenden Touch hat.

Ich weiß, das Wort ‚Fürsorge‘ ist irgendwie in Misskredit gekommen, aber ich halte das für einen Blödsinn. Warum ist es schlecht, für jemanden zu sorgen? Das bedeutet auch, dass ich mich um ihn sorge. Aber ich mache doch etwas für ihn. Aber das ist eben wieder dieser Krieg der Worte, für den ich nun einmal rein gar nichts übrig habe.

Gerne können wir auch von Care sprechen, denn Care heißt auch Liebe. Und die brauchen wir in der Geriatrie, nicht nur in der ausgesprochen palliativen, sondern überhaupt in der Geriatrie. Du musst diese alten Menschen lieben. Wenn du ihnen nicht diese besondere Art von Liebe entgegenbringst, geht es nicht. Die Liebe zu einer sehr alten, multimorbiden und gebrechlichen Person, für die ich die Verantwortung trage, ist natürlich etwas ganz anderes als die private Liebe. Es ist eine bedingungslose Zuwendung aus vollem und offenem Herzen, die das Versprechen in sich trägt, nach bestem Wissen und Gewissen für diesen Menschen da zu sein und ihm zu helfen. Ich halte diese Form der Liebe für eine der Voraussetzungen dafür, eine wirklich gute Ärztin zu werden. Auch ich habe - bei aller Liebe zu alten Menschen - diese bedingungslose Zuwendung nicht von Anfang an gehabt. Auch ich war am Anfang noch die überlegene Frau Doktor.

Wirklich?

Na sicher! Vielleicht weniger dem Pflegepersonal gegenüber, aber ganz sicher im Umgang mit den Patientinnen und Patienten. Da gab es schon dieses Gefühl der Überlegenheit. Das erwirbt man im Medizinstudium, es verliert sich dann erst allmählich und wird immer mehr überlagert und letztlich ersetzt durch Bescheidenheit. Aber wenn du gerade fertig Medizin studiert hast, ist dir bewusst, dass du jetzt sehr viel weißt und kannst, was die Patientinnen und Patienten nicht wissen und können - und diese alten und kranken Menschen noch viel weniger als andere. Bei mir war diese Überlegenheit gleichzeitig auch mit Zuneigung verbunden, aber es war eine paternalistische Zuneigung, weil sie mit der Überzeugung gekoppelt war: „Ich weiß besser, was für dich jetzt gut ist.“ Ich habe durch das Studium und die ersten Spitalsjahre einen gefüllten Handwerkskasten mitbekommen - und den wende ich jetzt überzeugt an! So wie ein Installateur davon überzeugt ist, dass ich ihm nicht dreinreden kann, wenn er bei der Armatur im Badezimmer irgendetwas macht. Und ich kann ihm ja auch wirklich nicht dreinreden, weil ich von der Armatur nichts verstehe. Ich muss und will mich auf ihn verlassen. Er hat dadurch eine Überlegenheit, die auf seinem beruflichen Können und Wissen beruht.

Jetzt kommt das große Aber: Ein Mensch ist keine Badezimmerarmatur. Als Medizinerin, vor allem als Geriaterin weiß ich oft nicht, was den Betreffenden selbst ein echtes Anliegen ist, was sie wirklich brauchen. Das kann ich nur von ihnen lernen. Ein voller Werkzeugkasten hilft mir wenig, wenn ich dieses Werkzeug nicht sinnvoll verwenden kann, weil es mir nicht gelingt, eine Beziehung zu den Betroffenen herzustellen und zu erfahren, was für sie wirklich wichtig ist. Aber auf das kommt man erst im Laufe der Zeit.

Wie bist du draufgekommen?

Es gab nicht den einen Erleuchtungsmoment, nein, sondern schön langsam habe ich gelernt, vielleicht auch, weil ich offen dafür war zu lernen. Ich wollte ja Kommunikationswege zu den anderen finden, was selbst bei nicht dementen Menschen gar nicht so einfach ist, wenn sie bereits so viele Demütigungen und Enttäuschungen erlebt haben. Weißt du: Ärztinnen und Ärzte neigen zum Beispiel dazu, den alten Menschen nicht ausreden zu lassen, weil sie überzeugt sind, ohnehin schon zu wissen, was er sagen will. Nicht zuzuhören ist aber eine Kardinalsünde! Gerade wenn es um Schmerzen geht, werden alte Leute oft mit Sätzen abgespeist, zum Beispiel: „Das kann ja gar nicht so wehtun." Oder sie bekommen eine gönnerhafte Bemerkung zur Antwort: „Seien Sie doch froh, dass es Ihnen noch so gut geht!" Diese Art von Besserwisserei könnte man fast als ärztliche Berufssünde bezeichnen. Aber Vertrauen bekommt man nicht geschenkt, Vertrauen muss man sich verdienen! Da musste ich schon auch öfter einmal um eine alte Dame werben und sie davon überzeugen, dass ich es wirklich ernst meine, dass ich sie nicht täuschen will, dass sie mir wichtig ist und ich ihr ehrlich helfen möchte. Eine solche geriatrische Grundhaltung entsteht nicht von einem Tag auf den anderen, aber sie sollte für alle, die in der Geriatrie arbeiten, leitend sein.

Als Geriaterin oder als Pflegeperson müsse man „diese alten Menschen lieben", hast du zuvor gesagt. Aber diese Liebe sei etwas ganz anderes als private Liebe. Welche Form der Liebe ist das dann?

Der deutsche Psychiater Klaus Dörner, den ich unglaublich schätze und der leider kürzlich verstorben ist, hat von einer „professionellen Liebe" gesprochen.[14] Wenn du zum Beispiel begreifst, dass man einen Menschen mit Demenz nicht belehren kann, dass man auch nicht glauben darf, seinen geistigen Zustand verbessern zu können oder mit der Validation ein Rehabilitationsziel zu erreichen - was meinst du, kann man dann überhaupt noch tun? Ist er nur ein hoffnungsloser Fall? Hauptsache warm, satt und sauber? Nein, es geht darum, dass es dem Menschen besser geht, heute, morgen, vielleicht auch übermorgen, dass er in seiner Weise ein gutes Leben hat, sich geborgen und verstanden fühlt, sich freuen kann! Um sich mit innerer Überzeugung für diese Ziele einzusetzen, braucht es diese professionelle Liebe. Ich kann ehrlichen Herzens sagen, dass ich meine Patientinnen und Patienten auf diese Art geliebt habe.

War das nicht auch das Ideal einer Florence Nightingale?

Nein, in meinen Augen nicht wirklich. Bei der professionellen Liebe geht es nicht um völlige Hingabe zu jeder Zeit. Nicht jede Situation, nicht jede Patientin erfordern bei jeder Begegnung die gleiche Aufmerksamkeit. Als Ärztin, die eine Station betreut, kann ich mich nicht jeder alten Dame jeden Tag mit der

14 *Klaus Dörner (2001): Der gute Arzt. Lehrbuch der ärztlichen Grundhaltung. Stuttgart: Schattauer.*

gleichen Intensität zuwenden. Das wäre nicht nur für mich eine Überforderung, sondern auch für viele Patientinnen. Wenn ich mich dauernd mit höchster Intensität um jede einzelne Patientin kümmern würde, wäre das weder notwendig noch angenehm für die Betroffenen.

Jedes Zuviel kann lästig werden.

Natürlich! Wie überall kommt es auch hier auf das richtige Maß an. Das ist wie in der Schule: Eine gute Lehrkraft kann ja nicht allen Schülerinnen und Schülern in einer Klasse ununterbrochen die gleiche Aufmerksamkeit schenken. Damit würde – auch wenn es noch so gut gemeint ist – das Gegenteil des Beabsichtigten erreicht: Die jungen Menschen kämen sich überwacht vor, wenn man sie nie aus den Augen lässt. Aber es gibt in der Schule genau wie im Pflegeheim Situationen, in denen ein Mensch die Lehrkraft, die Ärztin oder die Pflegeperson ganz besonders braucht.

Und wenn ich mit einem alten Menschen konfrontiert war, der mich wirklich gebraucht hat mit allem, was ich für ihn tun, ihm geben konnte, habe ich diesen Menschen geliebt – mit großer und bedingungsloser Zuwendung und Herzlichkeit. Das ist, glaube ich, sehr wichtig, um eine gute Ärztin, Krankenschwester oder Therapeutin zu sein.

Fällt dir da eine Erfahrung oder eine Begegnung ein, die für dich ganz besonders war?

Ich erinnere mich jetzt an eine kleine Szene aus einer Zeit, als ich bereits pensioniert und ehrenamtlich in Pflegeheimen tätig gewesen bin. In einem dieser Heime war eine Dame, sie war bereits 102 Jahre alt, mäßig dement und auf der Demenzstation. Wenn abends das Licht in ihrem Zimmer abgedreht wurde, hat sie sich offenbar immer vor der Finsternis gefürchtet. Die alte Dame war sehr fromm, nur die Worte haben ihr oft ein bissel gefehlt. Wenn sie sich zu fürchten begann, fing sie an, Rosenkranz zu beten. Ihr fiel aber nicht mehr der ganze Text ein. Da sie auch schon ziemlich taub war, sprach sie sehr laut: „Heilige Maria, Mutter Gottes, du bist gebenedeit unter den Weibern, Heilige Maria, Mutter Gottes ..." Damit weckte sie die zweite Dame, mit der sie sich das Zimmer teilte, natürlich auf. Es entstand große Unruhe, die sich bald auch im Nachbarzimmer bemerkbar machte.

Einmal, als ich zu dieser späten Tageszeit noch auf der Station war, beobachtete ich, dass eine Schwester zu ihr ging und - sicher in der Absicht, sie zu beruhigen - sagte: „Sei ruhig, die Heilige Maria kann dir jetzt auch nicht helfen!" Dann habe ich mich als unfrommer Mensch, der ich bin, zu der alten Dame gesetzt und mit ihr gebetet. Zu meinem Glück habe ich ein gutes Gedächtnis. Ich habe in meinem ganzen Leben wirklich nie Rosenkranz gebetet, aber ich habe den Text in der Schule gelernt und kann ihn noch immer. So habe ich mit ihr Rosenkranz gebetet, und mit meinen Worten hat sie mitbeten können. Das hat ihr so viel Ruhe und Kraft gegeben, dass sie danach ganz ruhig eingeschlafen ist.

Etwas für und mit alten Menschen zu tun, obwohl ich selbst das für mich nie tun würde, weil ich nicht so ticke - auch das ist professionelle Liebe?

Genau! Es war auch professionelle Liebe, als ich einen demenzkranken alten Herrn betreute, dessen schönste und beste Zeit der Zweite Weltkrieg war. Ich weiß nicht mehr, welche Funktion er im Krieg hatte. Wenn er – wie viele der alten Damen – eine Handtasche bei sich gehabt hätte, wäre sicher sein Soldbuch drin gewesen. Alte Damen mit Demenz tragen nämlich in ihrer Handtasche alles mit sich herum, was ihnen wirklich wichtig ist. „Ah, war das super", sagte er immer, „das war schön! Kopf ab, Kopf ab!" Dazu machte er die passende Handbewegung. Und ich habe mich zu ihm gesetzt, seine Körpersprache gespiegelt und wiederholt: „Das war schön! Kopf ab!" Elfi Nagel, die Stationsärztin, ist mich deshalb einmal ziemlich angegangen. „Wie kannst du so etwas sagen! Du bist ja falsch!" Sage ich: „Ich bin überhaupt nicht falsch, ich bin ganz ehrlich, für den alten Mann ist das so schön gewesen. Ich bestätige nur, dass es so schön für ihn war." – „Und tut dir das nicht weh?" – „Nein", habe ich gesagt, „das tut mir nicht weh. Denn er ist dement, und für ihn ist es jetzt wichtig, dass man ihn darin bestärkt, dass er etwas Tolles erlebt hat." Elfi hat das nicht verstanden, sie hat mir das sogar richtig übelgenommen. „Wie kannst du nur? Gerade du!" – „Warum gerade ich nicht? Einen Menschen mit fortgeschrittener Demenz kann man doch nicht mehr zur Verantwortung ziehen." Dass ich ihn, so wie er war und mit seiner Vergangenheit, vorbehaltlos akzeptieren konnte, das war auch professionelle Liebe.

Aber damit sprichst du mögliche Grenzsituationen an. Was hätte passieren müssen, damit du eine Person nicht mehr professionell lieben kannst? Oder was ist womöglich auch passiert?

Ich muss dir ehrlich sagen: Ich glaube nicht, dass eine Patientin oder ein Patient mit Demenz – bei anderen möchte ich da nicht die Hand ins Feuer legen – mich je hätte provozieren können. Das schließe ich für mich aus. Aber bei genauem Nachdenken: Selbst manifester Antisemitismus bei einem uralten

Menschen mit normaler Hirntätigkeit hätte mich zwar vor den Kopf gestoßen, aber kaum verletzt. In diesem Alter kann man sich nicht mehr ändern. Und der Antisemitismus ist ja Jahrhunderte alt und hat gerade in Wien eine lange Tradition. Aber einen gegen mich persönlich gerichteten Antisemitismus habe ich in meiner jahrzehntelangen Berufstätigkeit mit Patientinnen und Patienten auch nie erlebt.

Ich habe wirklich sehr viel über Krieg und Kriegserlebnisse gehört. Mir fällt ein Fleischhauer ein, der gar nicht dement war und der sich mit einer belastenden Erinnerung bis zu seinem Tod so gequält hat. Als junger Mann war er als Wachperson ins KZ Mauthausen abkommandiert worden. Ich habe ihm geglaubt, dass er dort nicht hinwollte. Dort hat er ganz schreckliche Sachen erlebt. Eine Szene hat ihn auch nach Jahrzehnten nicht losgelassen, er hat sie immer wieder erzählt. „Ich kann es nicht vergessen, und ich wache in der Nacht auf und sehe das vor mir." Ein brutaler Kerl muss zwei jüdische Babys genommen und mit den Köpfen so lange aneinander gehaut haben, bis sie tot waren. Immer wieder hat er mit Tränen in den Augen gesagt: „Wos haum dem denn die Kinder taun, die klaan Kinder!? I kaun des net vergessen, i kaun des net, i seh des jede Nocht wieder vur mir."[15]

Das sind Erlebnisse, die über Jahrzehnte unterdrückt worden sind. Und wenn dann im hochbetagten Alter die Kraft schwindet, diese furchtbaren Erfahrungen weiter zu unterdrücken, kommen sie heraus und müssen ausgesprochen werden, um damit weiterleben zu können. Das habe ich relativ oft erlebt, auch von Frauen, die im Krieg vergewaltigt worden sind, die allein ein Kind

---

15 „Was haben dem denn die Kinder getan, die kleinen Kinder!? Ich kann das nicht vergessen, ich sehe das jede Nacht wieder vor mir."

auf die Welt gebracht haben oder die in ihrer Verzweiflung, weil sie nicht aus noch ein wussten, abgetrieben haben und nun immer an dieses Kind denken müssen, das nicht leben durfte.

Wenn man solche Geschichten hört, macht das ja mit einem selbst auch etwas, mit mir gerade jetzt auch. Was hat es mit dir gemacht?

Ja, das geht nicht spurlos an einem vorbei. Das ist furchtbar. Und man kann ja eigentlich nichts anderes machen als zuzuhören, immer wieder zuzuhören und jedes Mal zu versuchen, für eine Zeit lang diese Schwere und das Leid des anderen Menschen mitzutragen. Es wäre falsch, in solchen Momenten viel zu reden. Worauf es ankommt, ist einfach da zu sein, das Schwere, das Gewicht der Worte und auch das Schweigen gemeinsam auszuhalten. Es ist einfach wichtig, da zu sein, mit da zu sein, nicht wegzugehen, dazubleiben und mitzufühlen. Ja, das meine ich auch, wenn ich von professioneller Liebe spreche.

Einem seelisch leidenden Menschen mitfühlend nahe sein zu wollen und das durch das eigene Verhalten, zum Beispiel durch eine Umarmung, auszudrücken, ist nicht immer der richtige Weg. Man muss auch spüren, was diese Person für sich wünscht oder was – ganz im Gegenteil – auch das Überschreiten einer persönlichen Grenze wäre.

Ich denke, ich selbst habe eine Reihe von Erfahrungen mit eigenem Schmerz und Nicht-Verstanden-Werden gemacht. Daher weiß ich einfach, wie sich das anfühlt, wie sehr es einem wehtut und was einen belastet, wenn man irgendwie durch den Lauf der Geschichte mitgezerrt worden ist. Das habe ich seit meiner Kindheit aus eigener Erfahrung gut gekannt, und dadurch hat sich in mir sicher auch eine gewisse Empfänglichkeit für den Schmerz, das Unglück und die Verzweiflung anderer entwickelt. Vielleicht habe ich mich auch deshalb als Ärztin in manchen Situationen anders verhalten, als das gemeinhin von einer Ärztin erwartet wird. Obwohl: Mitfühlen ist immer wichtig, um helfen zu können! Wobei mein Mitfühlen manchmal auch in ein Mitleiden, in eine Mitleidenschaft übergegangen ist. Heute habe ich manchmal das Gefühl, dass das vielleicht etwas zu viel gewesen ist.

Aber ich kann mir vorstellen, dass diese Haltung der professionellen Liebe, dieses vorbehaltlose Akzeptieren der alten Menschen mitsamt ihrer Biografie eine Basis dafür war, dass eure Patientinnen und Patienten noch Lebensqualität erfahren und erleben konnten.

Ja natürlich! Und man hat es ihnen auch in vieler Hinsicht angemerkt, vielleicht am deutlichsten an ihrem Verhalten gegenüber den Mitgliedern der Teams. Die Beziehung zu dem betreuenden Personal wurde mit der Zeit offener, freier, freundschaftlich, oft fast familiär. Ein Heim kann das eigene Zuhause zwar niemals ganz ersetzen, aber es ist uns zumindest gelungen, dass sich die meisten Patientinnen und Patienten sehr wohl gefühlt haben und richtig froh waren, bei uns sein zu können. Dabei ließ ja die Wohnqualität wirklich viel zu wünschen übrig.

Unsere Zuwendung, unsere professionelle Liebe hat den Weg zu einem Geben und Nehmen geebnet und damit die stetige Weiterentwicklung der Palliativen Geriatrie erst möglich gemacht. Unsere Patientinnen und Patienten wurden - wie schon Cicely Saunders beschrieben hat - zu unseren Lehrerinnen und Lehrern. Von ihnen haben wir gelernt, was wir tun und wie wir uns verhalten müssen, um ihre Schmerzen, ihre Wünsche und Bedürfnisse frühzeitig zu erkennen und Abhilfe zu schaffen. Dadurch ist es uns gelungen, richtiger zu reagieren, den alten Menschen Leid zu ersparen und ihnen zu mehr Freude am Leben zu verhelfen. Einige unserer Patientinnen und Patienten haben uns vorgelebt, was menschliche Größe ausmacht. Sie haben uns gezeigt, wie ein hochbetagter, schwacher, von Schmerzen und Verlusten geplagter Mensch sich über sein Leid erheben kann, wenn er sich sicher, geborgen und wertgeschätzt fühlt.

Kannst du dich an Patientinnen und Patienten erinnern, von denen ihr besonders viel gelernt habt?

Mir fällt sofort die Frau Maria ein. Sie lebte auf der Station, auf der Snezana Lazelberger stellvertretende Stationsleitung war und in dieser Funktion Bewundernswertes leistete. Alle Patientinnen und ihre Angehörigen haben durch Snezas zugewandte und verständnisvolle Art, mit Menschen umzugehen, an Lebensqualität gewonnen. Auch Frau Maria hat sich bei Sneza von Anfang an wohlgefühlt. Ich habe Frau Marias Frohsinn, ihre Weisheit und Güte geschätzt und bewundert. Sie war für mich und für uns alle ein Vorbild. Bei ihrem herzlichen, ansteckenden Lachen wurde uns warm ums Herz, ihre Güte hat uns immer wieder beschämt. Bis zuletzt konnte sie sich über alles freuen, obwohl sie ans Bett gefesselt und vollständig erblindet war und oft unter heftigen, kaum beherrschbaren Schmerzdurchbrüchen litt. Sie konnte sich über den Duft einer Blume, über ein Stückchen Butterbrot mit frisch geschnittenem Schnittlauch und sogar über die frische, kalte Winterluft, die durch das geöffnete Fenster hereinströmte, herzlich freuen. „Es riecht so gut nach Schnee“, sagte sie einmal lächelnd.

Frau Maria lebte viele Jahre bei uns. Sie war bereits bei der Aufnahme fortgeschritten multimorbid und hatte Knochenmetastasen, die ihr fürchterliche Schmerzen bereiteten. Damals war Morphin das einzige starke Opioid, das oral als Filmtablette verabreicht werden konnte. Ich hatte gehofft, Frau Maria damit von den schlimmsten Schmerzen befreien zu können. Leider gehörte sie zu den alten Menschen, die das Präparat, selbst in niedriger Dosierung, nicht gut vertrugen. Sie reagierte mit akuten Verwirrtheitszuständen und sehr belastenden Halluzinationen. „Das Mittel hilft sehr gut gegen die Schmerzen", sagte sie bei der Visite, „aber bitte, Frau Primar, nehmen S' mir das wieder weg, ich krieg da so arge Albträume, und das ist noch entsetzlicher als die Schmerzen!" Leider dauerte es noch einige Jahre, ehe Hydromorphon - ein starkes orales Opioid mit viel weniger Nebenwirkungen - auf den Markt kam. Erst dann konnten die Schmerzen von Frau Maria endlich ausreichend gelindert werden. Frau Maria hat schon sehr, sehr schlecht gesehen, als sie zu uns kam. Im Laufe der Jahre wurde ihr Augenlicht immer schwächer. In ihren letzten ein oder zwei Lebensjahren war sie dann vollständig blind. Das war für sie ein harter Schlag. Sie hatte immer so gerne gelesen.

Ein Honiglecken war das Leben für sie also wirklich nicht. Trotzdem blieb sie zu unserem Erstaunen bis zuletzt dankbar für das Leben. „Womit habe ich verdient, dass ich ein so langes, reiches Leben hatte", sagte sie oft dankbar. Und all die kleinen Freuden, die das Leben ihr noch bieten konnte, waren für sie kostbare Geschenke. Besonders freute sie sich, wenn die Kinder unseres Betriebskindergartens zu ihr kamen.

Einige engagierte Pflegekräfte hatten in unserem Geriatriezentrum das schöne Projekt Granny-Kids gestartet. Eine Gruppe von

Kindergartenkindern ging regelmäßig in die verschiedenen Pavillons und besuchte dort Patientinnen und Patienten. Ziel des Projekts war, Kinder mit alten Menschen zusammenzubringen, Beziehungen zwischen Alt und Jung wachsen zu lassen und gemeinsame Aktivitäten zu ermöglichen. An der Gründung der Granny-Kids war niemand von meiner Abteilung beteiligt. Ingrid Zadek aber, die damals noch anders hieß, war eine der Initiatorinnen des Projekts, und sie wurde eines Tages zu uns versetzt. Sie arbeitete dann auf der Station, die Frau Maria betreute.

Frau Maria hatte ihr Leben lang Kinder geliebt. Sie war früher Lehrerin und Erzieherin in einem Heim für schwererziehbare Mädchen gewesen und hatte sich bemüht, ihren Schützlingen das Nähen und andere Handarbeiten beizubringen. Von diesen Mädchen, die sie alle ins Herz geschlossen hatte, erzählte sie gerne und oft. „Ja, manchmal hat mir schon ein Mädchen eine Schere nachgeworfen“, sagte sie lächelnd, „aber im Grunde waren sie alle lieb.“ Sie freute sich ihr Leben lang darüber, dass aus vielen dieser Kinder, die aus den schlechtesten sozialen Verhältnissen kamen, später doch noch etwas geworden ist. Das war nicht zuletzt ihrer Hilfe zu verdanken. Eines dieser Mädchen, mittlerweile selbst schon eine alte Frau, kam Frau Maria bis zuletzt besuchen. Sie hat sich jedes Mal so über diese Besuche gefreut! Und wenn die Granny-Kids kamen, war das für Frau Maria immer ein Fest.

Als sie in ihrer letzten Lebenszeit zunehmend matt und müde war und es ihr schon sehr schlecht ging, sagte Schwester Ingrid zu den Kindern: „Heute könnt ihr die Oma Maria nicht besuchen, es geht ihr gar nicht gut.“ Aber Frau Maria rief sofort, als sie die Kinderstimmen hörte: „Die Kinder sind da, sie sollen zu mir kommen!“ Obwohl sie schon so schwach war, setzte sie sich kerzengerade im Bett auf und unterhielt sich eine Viertelstunde lang angeregt mit den Kindern. Dann sagte sie: „Danke für euren Besuch, ich habe mich sehr darüber gefreut. Aber jetzt bin ich müde und muss mich wieder hinlegen." Nach jedem Besuch hat sie voller Freude davon erzählt, dass die Kinder wieder bei ihr waren, was sie gesagt haben und wie lieb sie gewesen sind.

Einmal im Jahr fuhr eine Gruppe der Kindergartenkinder gemeinsam mit alten Menschen aus dem Geriatriezentrum für ein paar Tage ins Burgenland an den Neusiedler See. Einmal durfte auch Frau Maria mitfahren; sie war damals schon fast blind. Und von einem Erlebnis, das sie in diesem Urlaub hatte, erzählte sie bis zu ihrem Tod immer wieder mit ganz großer Freude: „Ich habe den See glitzern gesehen! Das war wunderschön." Für einen Augenblick muss die Sonne so eingefallen sein, dass Frau Maria mit ihren fast blinden Augen das Glitzern des Wassers wahrnehmen konnte. Sie bewahrte dieses Erlebnis wie einen Schatz in ihrem Herzen. „Wie schön das war! Ich habe den See glitzern gesehen." Im Jahr darauf ging es Frau Maria schon zu schlecht, um mitzufahren. Schwester Ingrid kam zu ihr, um sie zu trösten. Aber was sagte Frau Maria? „Ich bin nicht traurig. Ich habe so einen Urlaub ja einmal erleben dürfen, und es war wunderschön. Dafür werde ich immer dankbar sein."

Und weil Frau Maria Kinder so gern hatte, erzählte Sneza ihr oft von ihren zwei Söhnen und deren Streichen. Darüber hat sie sich so gefreut! Sneza, die einen kleinen Garten hat, brachte ihr im Frühjahr zum Beispiel manchmal ein Veilchen mit. „Jö, ein Veilchen", meinte Frau Maria und roch begeistert daran. Es war erstaunlich: Obwohl sie nicht mehr sehen konnte und die Sensibilität in den Fingerspitzen sicher schon reduziert war, nahm sie das Veilchen nie am Kopf, sondern immer ganz vorsichtig am Stängel. Sie hatte so eine Sorgsamkeit.

Ein Erlebnis aus der letzten Lebenszeit von Frau Maria habe ich noch klar vor Augen, obwohl es schon mehr als 20 Jahre zurückliegt. Als ich an diesem Tag an ihr Bett trat, wirkte sie ganz verquält. Ich sah, dass sie sehr schlecht gelagert worden war und half ihr in eine g'scheitere Lage. Außerdem war ihr Mund so trocken, dass sie kaum sprechen konnte. Ich reichte ihr rasch ein paar Schluck Wasser und sagte dann sehr verärgert: „Wer war zuletzt bei Ihnen?" Daraufhin nannte Frau Maria den Namen eines jungen Pflegers. „Dem werde ich jetzt aber ordentlich die Meinung sagen! Das geht wirklich nicht, so etwas darf nie wieder vorkommen." – „Ach, lassen Sie ihn doch, er hat's ja nicht bös' gemeint." – „Na, dann gehört aber eine ordentliche Portion Dummheit dazu." Obwohl es ihr gerade gar nicht gut ging, fing Frau Maria herzlich zu lachen an und sagte: „Dann kann er ja erst recht nichts dafür."

Frau Maria war ein ganz besonderer Mensch und ein großes Vorbild für uns. Sie hat uns gezeigt, was in einem schwachen, von vielen Leiden gequälten Menschen noch alles drinstecken kann und uns daran erinnert, dass wir keinen Grund haben, uns überlegen zu fühlen, nur weil wir noch jünger und gesünder sind. Mir hat Frau Maria auch gezeigt, wie wichtig unsere professionelle Liebe ist. Diese Liebe ist eine Voraussetzung dafür, dass all das Großartige, das in einem gebrechlichen, hilflosen, sehr alten Menschen steckt, noch zum Tragen kommen und gelebt werden kann. Als sie starb, war Frau Maria 99 Jahre alt.

Eigentlich möchte ich dir noch eine Geschichte erzählen, die ich schon länger habe erzählen wollen – die Geschichte von einer Frau, die mich in ganz anderer Weise ebenso beeindruckt hat wie Frau Maria.

Unbedingt, erzähl bitte!

Es ist wirklich eine ganz besondere Geschichte, die für mich einfach schön war und noch immer genauso schön ist, wenn ich daran denke. Wir hatten an meiner Abteilung eine alte Dame, die mit 80 Jahren plötzlich, von heute auf morgen, erblindet ist und aus diesem Grund bei uns aufgenommen wurde. Sie war eine ganz einfache Frau, blitzgescheit, resolut und sehr tüchtig. Sie hatte mich von Anfang an sehr ins Herz geschlossen und unterhielt sich immer so gern mit mir. Barbara hieß sie.

Sie erzählte mir vor allem gern von ihrem Leben zwischen den beiden Weltkriegen, als es in Wien ziemlich schrecklich zuging und die Armut besonders groß war. Über unmittelbar Politisches berichtete sie nichts, aber sie erzählte von ihrem Leben, das von dieser Armut und Ausweglosigkeit geprägt war. Damals gab es in Wien für arme Leute eine Wohnmöglichkeit, das sogenannte Asyl. Das kannte ich bis dahin gar nicht und verstand Frau Barbara zunächst auch nicht, als sie mir erzählte: „Waaßt, Frau Primar, mia woan nämlich im Asüü[16]." - „Wo waren Sie?" - „Na, im Asüü. Oba net, dass d' glaubst, Frau Primar, doss do bei uns dreckig woa, mia haum nua an tretenen Erdboden ghobt, oba sauber, pieksauber. Und waaßt, mia haum jo ka Göd ghobt, und auf d' Nocht, waun's finster woa, samma immer aufn Kartoffelacker stöhln gaunga. Jo, na mia san ehrliche Leit, owa mia haum jo nix z' essen ghobt."[17]

---

16 *Vermutlich handelte es sich hier um das größte städtische Obdachlosenheim – ehemals Asylhaus genannt – der Zwischenkriegszeit im 3. Wiener Gemeindebezirk.*

17 *„Weißt du, Frau Primar, wir waren nämlich im Asyl" – „Wo waren Sie?" – „Na, im Asyl. Aber nicht, dass du glaubst, Frau Primar, dass es bei uns dreckig war! Wir haben nur einen getretenen Erdboden gehabt, aber sauber, pieksauber. Und weißt du, wir haben ja kein Geld gehabt und am Abend, wenn es finster war, sind wir immer auf den Kartoffelacker stehlen gegangen. Ja, wir sind ehrliche Leute, aber wir haben ja nichts zu essen gehabt."*

Frau Barbara – und das war wirklich bewundernswert – ist fast von Anfang an sehr gut mit ihrer plötzlichen Blindheit zurechtgekommen. Ohne Stock hat sie sich schon bald auf der Station wunderbar ausgekannt, sie ist zum Beispiel allein aufs Klo gegangen, dabei hatten wir ja lange Gänge. Sie hat sich auch selbst den Tee eingeschenkt. Ungefähr einen Zentimeter unter dem Rand vom Häferl hat sie aufgehört. Ich habe gefragt: „Wie mochn S' des?" Sagt sie: „Is a Trick dabei. Den klaan Finger gib i so hinein a Stickl, und wenn i do des erste Feichte spia, daun waß i, es is voi."[18] Klug! Sie war eine blitzgescheite Frau und ganz charakterstark. Dann hatte sie einen Schlaganfall, sie war zwar nicht halbseitig gelähmt, aber doch halbseitig sehr schwach. Und dann hat sie gemeint: „Jetzt muss i trrrainiern." Sie nahm einen Stock in die nicht von dem Schlaganfall betroffene linke Hand und ging damit herum: „I muass trrrainiern, den Fuaß und de Haund muass i trrrainiern."[19] Dann hat sie darum gebeten, ihr etwas zum Stricken zu bringen, weil: „I muass trrrainiern." Und dann wünschte sie sich eine Puppe. Sie wollte etwas für diese Puppe stricken. Haben wir alle gedacht: „Na, do wird wos außikummen, habedere[20]." Wir haben ihr eine Puppe und Wolle besorgt, und sie hat angefangen zu stricken. Sie hat wirklich eine Art Strampelanzug und ein Hauberl für diese Puppe gestrickt. Es waren ein paar Fehler drin, aber wenn ich so etwas stricken würde, würde dafür meine Lebensdauer nicht ausreichen. Schließlich hat sie mir die Puppe geschenkt. Viele Jahre habe ich die Puppe bei mir zu Hause sitzen gehabt. Dann kam einmal ein kleines Mäderl zu mir auf Besuch – und sie hat sich in die Puppe verliebt. Ich habe ihr sagen müssen: „Du, die kannst du

18 *„Da ist ein Trick dabei. Den kleinen Finger halte ich ein Stückchen hinein, und wenn ich da die erste Feuchtigkeit spüre, dann weiß ich, jetzt ist es voll."*

19 *„Ich muss trainieren, den Fuß und die Hand muss ich trainieren."*

20 *„Habedere" ist in Österreich und Bayern ein Gruß: „Habe die Ehre". Oder – wie hier – ein Ausruf des Erstaunens.*

nicht haben, die habe ich selbst so lieb." Zum Schluss habe ich ihr dann die Puppe doch geschenkt.

Inzwischen war die Frau Barbara schon gestorben. Sie war wirklich eine so bewundernswerte Frau. Sie hatte immer eine exakte Ordnung in ihrem Kasten, sie wusste ganz genau, was übereinander liegt, und konnte sagen: „Das dritte Leiberl von oben, das rote, das möchte ich heute anziehen." Ihre Tochter brachte ihr regelmäßig Sachen zum Anziehen mit. Frau Barbara sagte ihr immer, wie sie alles einräumen soll. Nur - und ich habe sie dann gut verstanden - mochte sie keine dementen Menschen, denn die haben ihr alles durcheinandergebracht. So spannte sie einen Faden um ihren Zimmerbereich am Fenster, wenn sie aufgeräumt hatte. Und wenn der Faden gerissen war, wusste sie, dass jemand wieder Unordnung gemacht hatte. Es war unglaublich, wie sie sich in ihren Sachen auskannte und wie sie für sich Ordnung hielt. Sie war wirklich eine der gescheitesten Leute, dabei hatte sie nur fünf Jahre lang eine Volksschule besucht. Und wie sie mit ihrer plötzlichen Blindheit umging! Sie entwickelte Methoden, um weiterhin alles selbstständig machen zu können. Die Frau Barbara war großartig! Von ihr haben wir alle - ob Krankenschwester, Pfleger oder Ärztin - ganz viel lernen können.

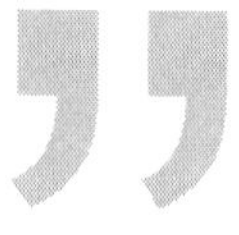

Bei euch hab' ich erst zu leben gelernt

VOM „PALLIATIVEN", VOM STERBEN UND VON DER TRAUER

Ich bin ja kein Mediziner. Vielleicht auch deshalb habe ich mich im Verlauf unseres Gesprächs immer wieder gefragt: Was ist denn nun eigentlich das ‚spezifisch Palliative' an der Palliativen Geriatrie? Du kannst mir sicherlich auf die Sprünge helfen.

Du sprichst etwas Wichtiges an. Es geht hier nämlich um die Frage: Sind sehr alte Menschen per se palliativbedürftig? Ich bin jetzt 82 Jahre alt, und - einmal angenommen - ich wäre in fünf Jahren noch im gleichen Zustand, in dem ich jetzt bin, dann wäre ich zwar hochbetagt, aber noch immer kein Fall für die Palliative Geriatrie. Ich habe zwar auch schon jetzt meine Beschwerden und Organschäden wie fast jeder Mensch in meinem Alter, aber es geht mir noch sehr gut und ich bin nicht auf Hilfe angewiesen. Palliative Geriatrie wendet sich an fortgeschritten multimorbide Hochbetagte mit und ohne Demenz, die ärztlich, pflegerisch und in ihrem Alltag vermehrt auf Hilfe angewiesen sind. Wenn ich später einmal an schweren, chronischen Beschwerden leide, wenn ich zunehmend körperlich, geistig, seelisch, sozial und spirituell hilflos und bedürftig sein sollte, kann Palliative Geriatrie mir eine unverzichtbare Hilfe sein.

Bei alten Menschen mit fortgeschrittener Demenz sind alle Kriterien für Palliativbedürftigkeit erfüllt. Demenz ist eine unheilbare und letztlich zum Tode führende chronische Erkrankung, die unaufhaltsam weiter fortschreitet, die Betroffenen zunehmend ihrer Kompetenzen beraubt und sie in jeder Hinsicht hilflos zurücklässt. Im hohen Alter gehen Demenzen natürlich auch mit all den körperlichen Beschwerden einher, die die fortschreitende Multimorbidität mit sich bringt. Außerdem führt Demenz mit der Zeit zum vollständigen Verlust der verbalen Ausdrucksfähigkeit und beispielsweise auch dazu, dass selbst einfache Alltagshandlungen nur mehr mit fremder Hilfe gelingen. So wissen Betroffene oft nicht mehr, wie man es anstellt, sich auf einen Stuhl zu setzen oder mit Messer und Gabel zu essen. Wenn der alte Mensch lange genug lebt, gehen mit der Zeit - eine nach der anderen - alle Fähigkeiten verloren. Die Betroffenen werden schließlich bettlägerig.

Palliativbedürftigkeit bezieht sich also nicht allein auf die unmittelbar allerletzte Lebenszeit eines Menschen, zu der der Tod schon vorhersehbar ist.

So ist es! Man hört zwar leider noch immer, häufig sogar von Pflegenden oder Ärztinnen und Ärzten, dass ein Mensch „palliativ ist“, wenn sein Sterben fast schon bevorsteht und man irrigerweise annimmt, dass jetzt „nichts mehr zu machen ist“. Was soll überhaupt heißen, jemand ‚ist palliativ‘? ‚Palliativ‘ ist doch keine Eigenschaft von Schwerkranken und Sterbenden! Vielmehr brauchen die Betroffenen Palliative Care beziehungsweise Palliative Geriatrie, um so gut wie möglich leben und sterben zu können.

Die Palliativbedürftigkeit Hochbetagter lässt sich nicht – wie oft behauptet – anhand ihrer verbleibenden Lebenserwartung festlegen. Vielmehr geht es um die spezifische Care-Bedürftigkeit, die das hohe Alter mit sich bringt, sobald Multimorbidität, Leistungseinbußen und Hilfsbedürftigkeit ein bestimmtes Ausmaß überschreiten. Palliative Geriatrie ist der bestmögliche Betreuungsansatz für die unterschiedlich lange letzte Lebensphase dieser Menschen. Und Palliative Geriatrie kann – Haltung und Kompetenzen vorausgesetzt – in allen Settings gelebt werden: im eigenen Zuhause, in einer Wohngemeinschaft, im Krankenhaus und natürlich dort, wo sie entstanden ist, nämlich in einem Heim. Da ich selbst sowohl haupt- als auch ehrenamtlich ausschließlich in Pflegeheimen gearbeitet habe, weiß ich nur über das, was dort gelebt werden kann, gut genug Bescheid, um davon zu erzählen.

Normalerweise kommen Menschen in ein Pflegeheim, wenn sie zu Hause nicht mehr betreut werden können, weil es ihnen so schlecht geht, weil die Angehörigen überfordert sind, weil ambulante Hilfe nicht im nötigen Ausmaß zur Verfügung steht. Und spätestens von da an – und das ist jetzt wichtig! – ändert sich die Zukunftsperspektive der Betroffenen und ihrer Angehörigen ein für alle Mal. Man denkt nicht mehr so, wie wir beide, du und ich, es heute noch tun: In einem halben Jahr oder in zwei Jahren könnte man doch dies und das machen, man könnte auch noch ein bestimmtes Ziel anstreben. Von da an denkt man ... bis zuletzt. Gerade die Angehörigen sind spätestens zu diesem Zeitpunkt gezwungen, bis zuletzt zu denken: „Wie soll, wie kann es jetzt weitergehen mit meinem Vater oder meiner Mutter – bis zuletzt? Wo und wie finden wir Lösungen – bis zuletzt? Wie können wir das Leben für meinen Vater oder meine Mutter leichter, besser, weniger leidvoll machen – bis zuletzt?“

Dieses ‚Bis-zuletzt‘ ist zeitlich oft nicht absehbar. Es kann sein, dass die oder der Betroffene noch einige Jahre lebt, dass mit dem Einzug ins Pflegeheim also unter Umständen eine lange letzte Lebensphase beginnt. Die Phase kann aber auch kurz sein, wenige Wochen oder höchstens Monate dauern. Aber wie kurz oder lang diese Zeit auch ist: Die Betroffenen brauchen in dieser ganzen Zeit Haltung und Kompetenzen der Palliativen Geriatrie. Sie brauchen körperliche und seelische Hilfestellungen von zugewandten Menschen, die in einem hohen Ausmaß zu Achtsamkeit, Verständnis und Mitgefühl fähig und - genau so wichtig - in Palliativer Geriatrie geschult sind. Sie brauchen Pflegekräfte, Ärztinnen und Ärzte, Therapeutinnen und Therapeuten, das heißt ein interprofessionelles Team.

Aber das wird sehr alten Menschen in den Heimen oft gar nicht mehr zugestanden. Sie bekommen beispielsweise keine Physiotherapie mehr, weil es heißt: „Den kann man ja nicht mehr auf die Füße stellen, der wird ja nimmermehr.“ Aber es macht einen riesengroßen Unterschied, ob du in deiner Hilflosigkeit alleine gelassen wirst oder ob du unterstützt wirst, damit du noch ein bisschen etwas selbst machen kannst. Zum Beispiel dieses Glas Wasser hier auf dem Tisch: Wirst du dabei unterstützt zu lernen, es wieder eigenständig zum Mund zu führen? Oder musst du warten, bis eine, wenn auch sehr liebe und freundliche Schwester hereinkommt und dich fragt, ob du trinken möchtest? Bist du in deinem Bett noch in der Lage, die Glocke zu erreichen? Und wenn nicht, kannst du diese Fähigkeit vielleicht wiedererlangen, wenn eine Therapeutin täglich mit dir übt. Und wenn du es doch nicht schaffst, sollte eine achtsame und empathische Pflegekraft da sein, die daran denkt, die Glocke so hinzulegen, dass du nur mehr mit einem Finger draufdrücken musst. Das sind einfache und zugleich große Dinge, die ganz viel mit der Lebensqualität der Betroffenen zu tun haben.

Es geht also darum, Selbstständigkeit dort zu ermöglichen, wo sie möglich ist?

Absolut! Gerade bei der Physiotherapie habe ich immer wieder festgestellt, wie wichtig es ist, dass man den Menschen hilft, das für sie noch zu bewältigende Optimum an Selbstständigkeit zu erreichen. Das heißt nicht, dass sie dann wieder auf dem Opernball tanzen können, aber sie können ein paar kleine, doch für sie sehr bedeutende Dinge tun, zum Beispiel sich selbstständig ein wenig im Bett drehen! Weißt du, wie wichtig das ist? Kannst du dir vorstellen, wie das sein muss, wenn dir in einer bestimmten Lage schon alles wehtut und du so liegen bleiben musst, weil du dich nicht einmal ein bisschen selbst bewegen kannst? Das ist furchtbar! Und es ist so wichtig, dass jeden Tag jemand zu dir kommt, eine mitfühlende Person, die, wie unsere Physiotherapeutin Lisl Bonomo, nicht nur mit dir übt, sondern auch einmal deine Hand hält und erkennt, dass jetzt und in diesem Moment ein Gespräch für dich hilfreicher sein kann als die beste Physiotherapie. Manche Mitglieder unseres Teams haben mit Lisl geschimpft und gemeint, dass sie faul ist. Ich habe gesagt: „Nein, sie ist überhaupt nicht faul, sie spürt, was dieser Mensch jetzt am meisten braucht." Und manchmal ist es in einem bestimmten Moment eben wichtiger, jemandem die Hand zu halten, mit ihm zu sprechen und Verständnis für seinen Kummer zu zeigen, wenn ihn etwas bedrückt. Das hilft ihm dann im Hier und Jetzt mehr, als wenn sein Bein gestreckt und gebeugt wird.

In diesem Zusammenhang muss ich erneut unsere Ergotherapeutin Andrea Stöckl erwähnen. Wie sie die alten Menschen ermutigte und ihnen helfen konnte, auch in trostlosen Situationen noch einen Sinn in ihrem Leben zu finden! Mit ihren ergotherapeutischen Methoden zeigte Andrea den Betroffenen, was sie auch jetzt noch alles können. Ich denke an eine sehr alte, immer sehr gepflegte Dame, die mit Begeisterung Andreas Anregungen in der Ergotherapie aufnahm. Ihren Namen weiß ich leider nicht mehr. Arbeit war immer schon ihr Lebenselixier gewesen. Einmal stürzte sie und brach sich den rechten Unterarm. Auch nach der Gipsabnahme tat ihr der Arm lange Zeit sehr weh und sie konnte ihn nur schwer bewegen. Außerdem hatte sie große Angst davor, wieder zu stürzen und sich wehzutun. Aus der heiteren, aktiven, fleißigen Dame war nach dem Sturz eine unglückliche, in Passivität versunkene Frau geworden. Aber Andrea gab nicht auf. Sie führte mit der alten Dame ein gezieltes Training durch und sprach ihr dabei immer wieder Mut zu. Und tatsächlich lernte die Hochbetagte wieder, ihren Arm richtig zu verwenden und überwand auch ihre Angst! Sie wurde wieder selbstständig und konnte auch ihre geliebte Arbeit in der Ergotherapie erneut aufnehmen. Ohne Andreas Hilfe hätte sie allen Lebensmut verloren und wäre vielleicht bald gestorben. So konnte sie wieder einen Sinn darin erkennen, am Leben zu sein.

In einem Buch oder in einer Zeitschrift hat Andrea einmal über einen Herrn geschrieben, der an Krebs erkrankt war. Als er bettlägerig wurde, konnte er auch nicht mehr mit dem Rollstuhl in die Ergotherapie kommen. So hat sie ihn eben jeden Tag im Zimmer besucht. Er fing an, eine Tasche zu bemalen oder zu besticken – für seine Frau. Diese Tasche wollte er unbedingt noch fertig machen, und Andrea half ihm dabei. Und tatsächlich: Er hat dieses Werk noch vollenden und seiner Frau gerade noch rechtzeitig schenken können, kurz bevor er gestorben ist. Das ist doch toll, oder?

Gänsehaut!

So wunderbare, oft auch ganz unscheinbare Sachen können in der Palliativen Geriatrie gelingen, man muss die stummen Hilferufe nur vernehmen und dafür offen sein wollen! Andrea hat mir zum Beispiel auch von einem dementen alten Herrn erzählt, mit dem sie geübt hatte, sich die Hose selbst anzuziehen. Das gelang erst, als sie draufkam, dass er früher immer zuerst in das linke Hosenbein geschlüpft war. Solange sie ihm zuerst das rechte Hosenbein anbot, wusste er nicht, was er damit anfangen sollte, reagierte mit stärkerer Verwirrtheit und wirkte sehr unglücklich. Ein anderes Beispiel: Lisl konnte regelmäßig beobachten, wie sehr sich im Laufe einer heiteren Turnstunde die Gedächtnisleistung der Teilnehmenden verbesserte. Die zu Beginn der Stunde oft teilnahmslos wirkenden alten Menschen sangen zum Abschluss fröhlich einige Lieder mit, nannten sich beim Namen und gaben einander beim Verabschieden die Hand.

Die großen Palliativmediziner, die sich früher fast ausschließlich den in ihrer Patientenhierarchie ganz oben stehenden Karzinombetroffenen zugewandt hatten, meinten lange Zeit, dass die Unterstützung von Menschen mit Demenz absolut nicht in ihren Arbeitsbereich fällt. Möglicherweise fanden sie, dass die Beschäftigung mit Demenzkranken, die ‚natürlich' – meistens auch heute noch – in der Patientenhierarchie ganz unten angesiedelt sind, unter ihrer Würde sei. Ich kann mich genau erinnern, auch wenn es schon circa 25 Jahre her ist: ein Kurs auf der Fraueninsel im Chiemsee, bei dem das gesamte deutschsprachige Who-is-Who der Palliativmedizin anwesend war. Ich war als Vortragende eingeladen worden und sprach über Demenz und Palliative Care. Das hat vielleicht Empörungen bei vielen hochkarätigen Palliativmedizinern ausgelöst! „Menschen mit Demenz sind doch nicht palliativbedürftig! Dafür gibt es nicht den geringsten Grund! Ihr Vortrag war zwar sehr gut, aber das ist ein kompletter Unsinn.“ Du musst wissen, die Palliativmedizin war damals praktisch noch immer nur eine Option für Krebspatientinnen und -patienten, bestenfalls auch noch für hoffnungslose neurologische Fälle, aber sonst für niemanden. Noch heute ist es so, dass auf einer Palliativstation ungefähr 90 Prozent der Patientinnen und Patienten Krebserkrankte sind. Natürlich gehört ein Mensch mit fortgeschrittener Demenz nicht auf eine Palliativstation. Aber ein sehr alter Mensch zum Beispiel mit einer fortgeschrittenen Herz- oder Niereninsuffizienz braucht genauso dringend wie unheilbar Karzinomkranke eine kompetente palliative Behandlung und Betreuung, ist aber noch immer nur selten auf einer Palliativstation anzutreffen.

Die längste Zeit war es ja so, dass sogar innerhalb der Patientenhierarchie in Pflegeheimen die Menschen mit Demenz ganz unten standen. Die Glanzstücke im Geriatriezentrum waren die Betagten, die in unserer Kurzzeitpflege mit Erfolg rehabilitiert wurden. Die konnte man nach einiger Zeit wieder nach Hause schicken, über die konnte man sich freuen. Und die alten Menschen, bei denen sich herausstellte, dass sie doch nicht weit genug zu rehabilitieren waren, die also die Prüfung der Kurzzeitpflege nicht bestanden hatten, die hatten versagt. Ich erinnere mich an Frau Martha, die nach dem Scheitern der Rehabilitation bei uns aufgenommen wurde und mir das mit genau diesen Worten mitteilte: „Ich habe versagt“, flüsterte sie traurig und beschämt, mit tief gesenktem Kopf.

Womit wir wieder bei der Differenz zwischen Geriatrie und Palliativer Geriatrie wären.

Die Geriatrie kümmert sich hauptsächlich um die Krankheiten der alten Menschen, um die daraus resultierenden funktionellen Einschränkungen und die typischen, im Alter häufigen Schwächen wie Inkontinenz, Immobilität oder intellektuellem Abbau. Ziel der geriatrischen Behandlung ist der bestmögliche Erhalt der Selbstständigkeit und damit die Verbesserung der Lebensqualität. Diese Ziele werden fast nur in Krankenhäusern auf den Abteilungen für Akutgeriatrie verfolgt, in denen die alten Menschen aus akutem Anlass für einige Wochen aufgenommen werden. Dagegen gibt es in den Pflegeeinrichtungen, in denen sie für den Rest ihres Lebens bleiben, im Allgemeinen weder genug geschultes Pflegepersonal noch angestellte kompetente Therapeutinnen, Ärztinnen oder Ärzte, die die Betroffenen auch gut genug kennen, um ihnen bestmöglich zu helfen.

Palliative Geriatrie verfolgt noch ein anderes Ziel. Sie orientiert sich nicht nur an medizinischen Diagnosen und funktionellen Einschränkungen, sondern vor allem an den Bedürfnissen der Einzelnen, also an dem, was für den jeweiligen Menschen selbst wichtig ist. Diese Bedürfnisse zu erkennen und gute Lösungen zu finden, gelingt nur auf der Basis guter, von Vertrauen getragener Kommunikation. Das Repertoire der Palliativen Geriatrie beschränkt sich auch nicht nur auf palliative Maßnahmen, sondern richtet sich nach den jeweiligen Erfordernissen. Daher kommen sowohl kurative als auch rehabilitative und palliative Maßnahmen zum Einsatz. Natürlich sind, je näher das Lebensende rückt, immer weniger kurative und immer mehr palliative Maßnahmen sinnvoll. In der Palliativmedizin ging man bis vor nicht allzu langer Zeit davon aus, dass man an einem bestimmten Punkt des Krankheitsverlaufs das Therapieziel ändert, dass man gleichsam von einem Tag zum nächsten den Fuß wechselt:

Heute verfolgen wir noch eine kurative Zielsetzung, morgen schon eine palliative. Das hat sich in der Zwischenzeit geändert. Man spricht jetzt vermehrt von der frühzeitigen Integration von Palliative Care in den Therapieplan, um den Patientinnen und Patienten unnötiges Leid zu ersparen.

Genau das war in der Palliativen Geriatrie von Anfang an das Ziel! Wir handeln dann tendenziell kurativ, wenn es sinnvoll ist, und palliativ dort, wo es gebraucht wird. Oft ist auch beides gleichzeitig angebracht. Die Therapie chronischer Schmerzen zum Beispiel ist immer palliativ, gleichzeitig kann aber ein Harnwegsinfekt kurativ behandelt werden. Und wogegen ich mich - wie bereits erwähnt - immer ganz besonders wehre, ist, wenn gesagt wird: „Na, die ist jetzt palliativ“, was dann soviel heißt wie: Da machen wir gar nichts mehr, im besten Fall noch ein wenig streicheln, ein bisschen gut und lieb sein - aber die betreffende Person eigentlich nur mehr liegen lassen. Es gibt das ausgezeichnete Buch: ‚Wenn nichts mehr zu machen ist, ist noch viel zu tun‘[21]. Es ist aber auch viel zu lassen! Denn beides ist gleich wichtig!

Und damit kommen wir jetzt zum Thema Sterben. Woran hast du denn gemerkt, jetzt ist es so weit?

Sterben spielt sich nur in seltenen Fällen von heute auf morgen ab, Sterben ist in der Regel ein Prozess. Es ist wichtig, wachsam und achtsam zu sein, um zu merken, wo ein Mensch gerade auf seinem Lebensweg steht. Nach der Aufnahme im Pflegeheim ist er in einem labilen Zustand, allein schon durch die Umstellung. Der Verlust des eigenen Zuhauses und die

21 *Andreas Heller, Katharina Heimerl, Stein Husebø (2007): Wenn nichts mehr zu machen ist, ist noch viel zu tun. Wie alte Menschen würdig sterben können. Freiburg i. Br.: Lambertus.*

Anforderung, sich in einer völlig neuen Lebenssituation zurechtzufinden, ist für niemanden leicht und für manchen alten Menschen kaum zu bewältigen. Zumeist konsolidiert sich der Zustand allmählich, vor allem, wenn der oder die Betroffene sich im Pflegeheim wohlzufühlen beginnt und Vertrauen zum betreuenden Personal gefasst hat. In dieser Zeit kann sich der Zustand sogar noch deutlich verbessern. Aber irgendwann, nach unterschiedlich langer Zeit beginnt sich das Bild auch bei bester Betreuung allmählich zu verändern. Der Allgemeinzustand verschlechtert sich, es treten vermehrt belastende Beschwerden auf, Infekte der Atemwege oder der Harnwege werden häufiger. Jeder schwere Infekt kann natürlich auch rasch zum Tod der Betroffenen führen. Unvorhersehbare Ereignisse wie ein Schlaganfall, ein Herzinfarkt oder eine schwere Lungenembolie - Ereignisse, die im hohen Alter nicht selten vorkommen - enden häufig rasch letal.

Sehr oft geht es aber etwa so weiter: Eine alte Dame erkrankt zum Beispiel an einem schweren Atemwegsinfekt, erhält ein Antibiotikum, wird wieder gesund und kommt wieder aus dem Bett heraus. Sie wird aber nicht mehr ganz so frisch und munter wie vor diesem Infekt. Nach einiger Zeit stellt sich der nächste Infekt ein und wird wieder erfolgreich behandelt. Auch davon erholt sich die alte Dame, ihr Allgemeinzustand hat sich aber wiederum ein wenig verschlechtert, sie ist noch ein bisschen müder als vorher, schwächer und auch weniger interessiert an der Umwelt. Auf diese Weise geht es langsam bergab. Die Abstände zwischen den Atemwegsinfekten werden immer kürzer, ein Harnwegsinfekt kommt dazu. Spätestens jetzt sollten wir erkannt haben, dass es sich so gut wie sicher um eine irreversible allgemeine Verschlechterung handelt und das Leben sich allmählich seinem Ende entgegen neigt. Vor allem, wenn wir die

Betroffenen schon länger kennen, ist es gar nicht leicht, sich das einzugestehen. Wir gewinnen die Menschen, die wir betreuen, ja lieb und freuen uns, wenn wir ihnen über etliche Krisen hinweghelfen können. Es fällt dann schwer daran zu denken, dass jetzt der Abschied unwiderruflich näher rückt, gerne möchten wir möglichst lange die Augen davor verschließen.

Doch gerade jetzt gilt es besonders aufmerksam zu sein: Der Gesamtzustand beginnt sich allmählich deutlich zu verändern. Verändert sich zum Beispiel der Blutdruck? Wenn jemand wegen eines hohen Blutdrucks immer schon Medikamente genommen hat, muss man sie jetzt vielleicht reduzieren oder sogar absetzen, weil das Herz schwächer wird und diesen hohen Druck gar nicht mehr erbringen kann. Der Blutzucker kann entweder ansteigen oder plötzlich abfallen. Der betreffende Mensch zieht sich jetzt vielleicht ein bisschen mehr zurück, hat keine Freude mehr, an irgendwelchen Aktivitäten teilzunehmen, er isst weniger, wird müder, der Abstand zwischen den Infekten wird immer kürzer. Kaum hat der eine aufgehört, fängt der nächste auch schon an. Jetzt muss ich als Ärztin nachdenken, ob es hier überhaupt noch sinnvoll ist, ein Antibiotikum zu geben. Eigentlich nicht, es sei denn als Symptomkontrolle, zum Beispiel bei einem Harnwegsinfekt, der ziemlich weh tun kann. Das Antibiotikum ist dann eine palliative Therapie, nämlich die beste Möglichkeit die Schmerzen zu beherrschen. Zu diesem Zeitpunkt muss man darauf achten, nicht in einen therapeutischen und pflegerischen Aktionismus zu verfallen, um zu versuchen, das Rad mit Gewalt doch noch einmal herumzureißen. Pflegeheime haben im Gegensatz zu Krankenhäusern den Vorteil, dass man sich sehr oft mit Entscheidungen Zeit lassen, dass man abwarten kann, wie die Dinge sich weiterentwickeln.

Und schließlich wird der Mensch bettlägerig, kann nicht mehr aufstehen, spricht weniger, hat kaum mehr Appetit, hört ganz auf zu essen und mag zuletzt auch nicht mehr trinken. Was machen wir jetzt? Sollen wir eine Infusion anhängen? Lange Zeit haben wir das gemacht, man hört ja immer wieder: „Jeder Mensch hat Anspruch auf ausreichend Flüssigkeit." Ich selbst war lange Zeit eine ganz besondere Vertreterin und Verfechterin der Ansicht: „Auf jeden Fall bis zuletzt genug Flüssigkeit!" Ein Denk- und Lernprozess dauert ja manchmal ziemlich lange, zumindest bei mir hat es relativ lang gedauert, bis ich mir gedacht habe: „Na hallo, das kann's ja nicht sein!" Ich hänge eine Infusion an, und auf der anderen Seite muss ich dem Menschen immer mehr zum Entwässern geben, weil er herzkreislaufmäßig gar nicht mehr die Kraft hat, die viele Flüssigkeit wieder auszuscheiden. Er kriegt Wasser in den Beinen und ich treibe ihn zuletzt auch noch in ein Lungenödem hinein. Infusionen sind nicht einmal gute Durstlöscher, schon gar nicht, wenn jemand, wie das Sterbende ja tun, mit offenem Mund atmet. Das Einzige, was die quälende Mundtrockenheit wirklich lindern kann, ist die Mundpflege. Die Mundpflege gehört zum Wichtigsten, was man für einen sterbenden Menschen tun kann, wenn möglich jede halbe Stunde. Dafür ist es wunderbar, wenn Angehörige da sind. Man kann ihnen zeigen, wie man das macht, das ist keine Hexerei. Die allerbeste Mundpflege macht man mit dem eigenen Finger: Es gibt Fingerlinge, die man dazu über den Finger stülpen kann. Der Finger ist weich, empfindsam, man kommt damit überall hin und vermeidet Sterbenden weh zu tun. Am besten hält man den Mund mit einer Flüssigkeit feucht, die dem betroffenen Menschen gut schmeckt. Das kann und darf auch Coca Cola oder Bier sein.

Angehörigen vermittelt dieser Liebesdienst das Gefühl, dass sie für den geliebten Menschen jetzt noch etwas tun können. Es ist ja quälend, dazusitzen und nicht zu wissen, was man tun kann. Eine gute Möglichkeit ist auch, die Füße zu massieren. Ursula Gutenthaler hat als Stationsleiterin den Angehörigen immer wunderbar gezeigt, wie sie die Füße massieren können, damit es für ihre sterbenden Lieben angenehm ist.

Es war sehr schön mitzuerleben, wie liebevoll viele Angehörige ihre Sterbenden bis zuletzt begleitet haben, es gewagt haben, sie zu begleiten, denn die meisten Angehörigen haben zunächst einmal Angst davor. Fast immer verfliegt die Angst rasch, wenn sie wissen und erleben, dass sie nicht alleine sind, dass sie jederzeit eine Schwester oder einen Pfleger rufen können, und dass auch regelmäßig jemand vom Personal kommt, nachfragt und unterstützt. Ein Problem ist das sogenannte Todesrasseln. Sterbende sind zu schwach, um den Schleim aus der Luftröhre abzuhusten, daher rodelt der Schleim in der Kehle rauf und runter. Das macht ein sehr hässliches Geräusch, belastet aber die Sterbenden selbst nicht. In Pflegeheimen hat man - zumindest früher war das so - oft versucht den Schleim abzusaugen. Das ist eine Quälerei für die Betroffenen und noch dazu ziemlich sinnlos. Auf Palliativstationen gibt man den Sterbenden häufig ein austrocknendes Medikament, damit das Rasseln aufhört. Aber wenn du dann auf die Zunge greifst, ist sie staubtrocken, da nutzt die ganze Mundpflege nichts, und das ist für die Sterbenden ganz sicher kein Vergnügen. Wir haben den Angehörigen gesagt: „Schauen Sie Ihre Mutter an. Sie liegt jetzt ganz ruhig und entspannt da, es geht ihr ganz bestimmt gut. Sie kann nur diesen Schleim nicht mehr raufbringen, aber es stört sie selbst nicht. Solange sie so daliegt und Sie das Gefühl haben, es geht ihr gut und sie ist ganz entspannt, würde ich raten, dass wir das so lassen und ihr nicht etwas geben, das ihre Schleimhäute austrocknet.“ So gut wie alle Angehörigen haben das akzeptiert, weil sie uns vertraut haben. Wir haben daher nichts getan, um das Todesrasseln wegzubekommen.

Aber oft sind ja auch keine Angehörigen da.

Ja, weil sie nicht kommen können, nicht kommen wollen oder weil es sie nicht gibt. Dann muss sich das Personal umso mehr um die Sterbenden kümmern. Bei uns war es so: Die Pflegenden kamen in kurzen Abständen vorbei, blieben nie lange, aber sie zeigten damit: „Wir vergessen dich nicht, wir sind da, wir schauen, wie es dir geht, wir schauen, was du brauchst."

Wir hatten eine Patientin, Frau Pauline, die sowohl körperlich als auch seelisch-sozial ganz schwierig war. Sie war eine Karzinompatientin, die sehr selbstständig gelebt hatte und immer sehr darauf bedacht war, ihren eigenen Willen durchzusetzen. Sie bekam Brustkrebs, was sie bewusst ignorierte. Sie wusste genau, dass da ein Tumor wächst, aber sie ging partout nicht zum Arzt und ließ sich nicht operieren – bis dieser Tumor aufbrach. Sie war damals schon in einem fürchterlichen Zustand. Letztlich wurde sie doch operiert, aber sie hatte schon überall Metastasen und ein wahnsinniges Lymphödem im Bereich des linken Arms, wirklich unvorstellbar groß. Trotzdem wollte sie unbedingt weiter zu Hause bleiben. Sie hatte eine Heimhilfe, die mit dieser Situation aber völlig überfordert war und sehr bald sagte: „Das geht so nicht, das ist ausgeschlossen." Sie kam zunächst ins Spital und vom Spital zu uns.

Frau Pauline war nur abweisend, redete zunächst mit niemandem, bestenfalls blickte sie einen einmal kurz an. Wenn man ihr etwas anbot, sagte sie auf alles Nein, und wenn sie etwas wollte, befahl sie. Aber zum Glück gab es damals Renate Binder-

Krieglstein, die, bevor sie uns kam, nicht nur im Wiener Allgemeinen Krankenhaus (AKH) leitende Physiotherapeutin gewesen war, sondern auch Psychologie studiert hatte. Nach Abschluss ihres Studiums wollte sie in der psychologischen Ambulanz des Geriatriezentrums am Wienerwald mitarbeiten. Bevor die administrativen Wege dafür erfolgreich abgeschlossen waren, wurde sie unserer Abteilung als Physiotherapeutin zugeteilt. Ein Glücksfall! Ihr ist ziemlich schnell etwas gelungen, was allen anderen nicht gelungen war: Frau Pauline machte die Augen auf, schaute Renate an, fand sie nett und hat von dem Zeitpunkt an mit ihr kommuniziert. Zum ersten Mal war der Bann gebrochen. Renate gelang es auch, Frau Pauline zu Lymphdrainagen und den sehr unangenehmen Kompressionsverbänden zu überreden, damit ihr linker Arm abschwellen konnte. Mit der Zeit ließ sich Frau Pauline dazu herab, auch mit mir und der Oberärztin Susi Pirker zu reden. Mit viel Einfühlungsvermögen und viel Verständnis ist es uns allen allmählich immer besser gelungen, sie zu erreichen. Schließlich hat sie großes Vertrauen zu uns gefasst. Wir konnten ihre körperlichen Symptome lindern, auch der Zustand des Arms verbesserte sich deutlich. Mit Michaela Zsifkovics, der Stationsleitung, hatte sie dann überhaupt ein ganz inniges Verhältnis.

Langsam verschlechterten sich die Befunde der alten Dame wieder, nicht aber ihr Befinden. Als es ihr dann aber schließlich doch zunehmend schlechter ging, wurde auch ihr Arm allmählich wieder sehr dick und die Schmerzen nahmen zu. Sie wusste mittlerweile, dass wir alle für sie da sind, und trug die Beschwerden mit Geduld. Susi und Michaela gelang die Meisterleistung, Wünsche von ihren Augen abzulesen oder einfach nur richtig zu reagieren. Als Michaela merkte, dass Frau Pauline verzweifelt war, weil sie mit dem geschwollenen Arm nicht mehr in den Ärmel des Nachthemds passte, ließ sie sofort von der Näherei bei ein paar Hemden die Ärmel erweitern. So viele Hemden waren das aber auch nicht, und daher war eines Tages kein Hemd mit weiten Ärmeln mehr da. Als Frau Pauline dann am nächsten Tag wieder ein passendes Hemd bekam, wollte sie es sich nicht mehr ausziehen lassen. Und was hat Michaela nun gemacht? Sie hat der alten Dame zwei Körbe hingestellt: einen Korb für die sauberen Hemden mit weiten Ärmeln, und in den zweiten Korb kamen die schmutzigen. So hat die alte Dame immer den Überblick behalten, wie viele frische Hemden mit weiten Ärmeln noch da waren und war beruhigt.

Eines Tages begann Frau Pauline sich anzuklammern, wann immer jemand zu ihr kam. Wir dachten, sie hat sicher Angst, weil sie die Situation nicht überblickt. Wir ließen die Tür zu ihrem Zimmer offen, und alle Teammitglieder kamen in kurzen Abständen zu ihr. Schließlich bemerkte Michaela, dass die alte Dame die Glocke nicht mehr betätigen konnte. Deshalb hatte sie Angst. Michaela befestigte daher die Glocke an der Bettdecke in einer Weise, dass Frau Pauline mit dem Mittelfinger der rechten, nicht geschwollenen Hand nur ganz leicht draufdrücken musste - und wenn sie geläutet hat, ist sofort jemand gekommen. Da ihr Zimmer in der Nähe des Sozialraums war, hat sie auch immer jemanden rufen können, und nach kurzer Zeit ist wieder wer zu ihr hineingekommen und hat geschaut, wie es ihr geht. Es lag auch immer ein frischer feuchter Waschlappen in ihrer Reichweite, den sie sich auf die Stirn legen konnte; das war ihr angenehm. Es ist wirklich unglaublich, was diese Station geleistet hat! Frau Pauline ist letztlich von Mitgliedern des Teams liebevoll begleitet ganz ruhig gestorben.

Und das ganz ohne Angehörige.

Ja, ganz ohne Angehörige. Sie hatte zwar einen Sohn, der aber ein Alkoholiker war. Und das hatte sie ihm nie verzeihen können. Ansonsten hatte sie keine Angehörigen, auch keine Freundinnen und Freunde. Wir waren ihre Angehörigen, ich am wenigsten, aber das ganze Stationsteam. Zur Michaela hat Frau Pauline einmal gesagt: „Bei euch hab‘ ich erst zu leben gelernt.“

Du hast ja bereits erwähnt, dass im Geriatriezentrum, auch auf deiner Abteilung, in den meisten Zimmern acht Betten waren. Wie war das denn für die anderen Patientinnen, wenn jemand in ihrem Zimmer im Sterben lag und schließlich starb?

Am Anfang und über lange Zeit haben wir alle gedacht: Wenn jemand in einem Zimmer stirbt, ist das so, wie wenn du einen Stein ins Wasser wirfst - ein kleiner Kreis und dann nichts mehr. Keine von den Mitpatientinnen schien Notiz davon zu nehmen. „Wie gibt es das?“, fragten wir uns. Erst später sind wir draufgekommen: Es liegt an unserem eigenen Verhalten! Wir haben die Mitpatientinnen nicht mitgenommen! Wir haben sie nicht informiert, dass eine Mitbewohnerin sehr krank ist. Wir haben nicht erklärt, warum jetzt öfters eine Schwester und eine Ärztin kommt. Niemand von uns sagte den Menschen im selben Zimmer, dass es einer von ihnen sehr schlecht geht und sie vielleicht bald sterben wird. Und eines Tages ist die Betreffende dann auf einmal tot - und ihr wird ein Leintuch über den Kopf gezogen.

Ich fand und finde das mit dem Leintuch übrigens ganz schrecklich. Die Tote ist kein Mensch mehr, sondern ein Leichnam, man muss sich dann ja auch eine Schürze umbinden und Handschuhe anziehen. Kurz vorher hat man sie vielleicht noch gestreichelt, aber jetzt ist sie tot, jetzt ist sie ein Leichnam. Daraufhin kommt die Schürze, das Leintuch über den Kopf und die Handschuhe, wenn die Schwester sie jetzt wäscht und dann rasch ihre Habseligkeiten zusammenpackt. So ging das. Nach etwa einer halben Stunde wurde die Verstorbene in ihrem Bett aus dem Zimmer geführt, in das Leichenkammerl – einen verfliesten Raum im Keller – gebracht und dort auf einer Liege abgelegt. Furchtbar! Das habe ich erst spät mitbekommen, weil ich als Ärztin unmittelbar nichts damit zu tun gehabt und mich darum über Jahre nicht gekümmert hatte. Es war für mich einfach nicht präsent.

Aber um zu den Mitpatientinnen im Zimmer zurückzukommen: Wir sind dazu übergegangen, dass wir sie von Anfang an miteinbeziehen und Ihnen sagen: „Der Frau Sowieso geht es jetzt nicht so gut, es geht ihr von Tag zu Tag schlechter, und vielleicht wird sie nicht mehr lange leben. Schauen Sie doch ein bisschen nach ihr.“ Und manchmal hat jemand gefragt: „Kann ich ihr auch etwas zu trinken geben?“ Oder: „Kann ich sie streicheln, kann ich mit ihr reden?“ So wurde Beziehung zwischen dem sterbenden Menschen und den anderen hergestellt. Sie waren ja manchmal Jahre in demselben Zimmer, aber wenn es ans Sterben ging, waren sie von uns mundtot gemacht worden. Denn wenn wir nichts sagen, wie sollen sie reagieren, was sollen sie machen? Auch nachher, also wenn der Tod eingetreten war, haben wir nichts gesagt. Später haben vor allem die Pflegenden, wenn jemand gestorben war, mit allen gesprochen. Manche Mitpatientinnen haben geweint, manche haben gesagt: „Das tut mir leid, das war so eine liebe Frau.“ Sie konnten auch zu der Verstorbenen hingehen und sich verabschieden.

Und was die Achtbettzimmer betrifft: Es gab Anfang der 1990er Jahre eine Studie über Sterben im Pflegeheim, bei der auch meine Abteilung mitmachte. Patientinnen und Patienten wurden einen Monat nach ihrer Aufnahme gefragt: „Möchten Sie, wenn

Sie einmal sterben, alleine in einem Zimmer sein oder bei den anderen bleiben?“ Die für uns überraschende Antwort der überwiegenden Mehrzahl der Patientinnen und Patienten war: „Ich möchte dortbleiben, wo ich gelebt habe, ich möchte bei den anderen im Zimmer bleiben.“ Aber für die Angehörigen war diese räumliche Situation wirklich nicht schön, um in Ruhe von den Verstorbenen Abschied zu nehmen. Daher brauchten wir einen Verabschiedungsraum. Im Hospiz, wo ohnehin meist in einem Einbettzimmer gestorben wird, gibt es fast immer einen eigenen Verabschiedungsraum. Eigentlich weiß ich nicht wozu. Aber bei uns mit unseren Achtbettzimmern fand ich es wirklich wichtig, so einen Verabschiedungsraum zu haben. Im zweiten Stock des Pavillons gab es ein kleines Zimmer, das nur selten gebraucht wurde und das ich daher dafür vorschlug. Als Reaktion gab es einen regelrechten Palastaufstand! Von den Ärztinnen und Ärzten, von den Pflegenden. Und das an unserer Abteilung!

Damit hätte ich jetzt nicht gerechnet.

Ich damals auch nicht! Stell dir vor: an unserer Abteilung! „Was ist, wenn einer im Parterre stirbt? Wird er dann in den zweiten Stock gebracht? Das geht doch nicht! Tote fahren nicht nach oben!“ Offenbar müssen Tote - wenn überhaupt - hinunterfahren, das gehört sich anscheinend so.

Echt jetzt?

Echt! Der Arzt, auf dessen Männerstation der geplante Verabschiedungsraum war, sagte ganz aufgebracht: „Wie kommen meine Patienten dazu, dass sie die Toten der ganzen Abteilung sehen müssen? Das kann man ihnen doch nicht zumuten!“ Sag ich: „Na und? Was ist daran schlecht oder schädlich, wenn man einen Menschen sieht, der gestorben ist?“ Aber logische Argumente halfen nicht. Ich konnte den Widerstand nicht brechen. Die Lösung war schließlich: Neben meinem Zimmer gab es einen kleinen Raum, in dem selten gebrauchte Ordner und Instrumente aufbewahrt wurden. Wir haben diese Sachen irgendwo anders untergebracht und dort den Verabschiedungsraum eingerichtet. Es ist wirklich ein ganz netter Raum geworden. Wir stellten eine Couch hinein, sodass sich unter Umständen Angehörige auch hinlegen konnten. Und je nachdem, was gebraucht wurde, gab es ein Kreuz, Kerzen und auch eine Kaffeemaschine. Im Allgemeinen war es so, dass die Angehörigen zunächst von einer Pflegeperson oder einer Ärztin in den Raum begleitet wurden. Die begleitende Schwester oder Ärztin berührte die Verstorbene als Erste, um vor allem den Angehörigen, die das Sterben nicht begleitet hatten, die Scheu zu nehmen und zu zeigen: Das ist okay, wenn man den toten Menschen berührt. Die Begleiterin blieb noch ein paar Minuten und fragte dann: „Soll ich noch bei Ihnen bleiben oder möchten Sie lieber allein sein?“ Meistens wollten sich die Angehörigen alleine von dem oder der Verstorbenen verabschieden. Sie konnten bleiben, solange sie wollten. Nach einiger Zeit schaute jemand von uns hin und fragte, ob sie vielleicht etwas brauchen oder eine Frage haben. Die Verstorbenen waren übrigens ordentlich hergerichtet – und hatten natürlich kein Leintuch über dem Kopf.

Diese Unsitte mit dem Leintuch ist offenbar bis heute weit verbreitet. In jedem Krimifilm wird den Ermordeten sofort ein Leintuch über den Kopf gezogen, auch wenn der Kopf bei dem Mord nicht entstellt wurde! Kaum haben Polizei und Ärztin oder Arzt die Leiche besichtigt, schon hat sie das Leintuch über dem Kopf. Als wäre es eine Schande ermordet zu werden oder auch nur schlicht und einfach gestorben zu sein. Was für einen Grund kann es sonst noch dafür geben, dass man den Kopf nicht mehr sehen darf? Wenn ich gestorben bin, möchte ich kein Leintuch über den Kopf gezogen bekommen.

Jetzt hast du es in gewisser Weise bereits selbst angesprochen, nämlich den Umgang der Profis, auch auf deiner Abteilung, mit dem Thema Sterben und Tod.

Ich muss gleich dazusagen, dass das Tabu, das Tod und Sterben lange Zeit umgab, an meiner Abteilung sehr bald nachhaltig gebrochen wurde. Am längsten hat es gedauert, den Umgang mit den Verstorbenen zu normalisieren. Früher war in den Teams so gut wie überhaupt nicht übers Sterben gesprochen worden. Viele Menschen sterben in der Nacht, und dann trifft es vor allem die Pflegerinnen und Pfleger, die gerade Nachtdienst haben. Ein typischer Satz, den ich in den ersten Jahren sehr oft gehört habe, war: „Hoffentlich stirbt sie oder er nicht bei mir.“ Heinz Michalek, ein besonders feinfühliger Pfleger, hat später erzählt, dass er die sterbenden alten Damen auf seiner Station am liebsten in der Nacht begleitet hat, weil er dann allein und ungestört war. Sehr bald wurde in den Teams auch über das Sterben gesprochen. Der Tod eines Menschen, den man eine Zeit lang betreut, dem man immer wieder geholfen hat, der einem vertraut war, ist nie etwas, nach dem man einfach zur Tagesordnung übergehen kann. Er berührt, tut oft sehr weh, gibt den Anstoß, über das eigene Leben und Sterben nachzudenken und lässt die Begleitenden fast immer erschöpft zurück. Schlimm, wenn man das alles für sich behalten muss! Aber jetzt konnten alle, wenn eine Patientin oder ein Patient gestorben war, in der Früh sagen: „Ich bin traurig.“ Sie konnten ihre Trauer und das Schwere mit dem Team teilen, und das Team trug Schwere und Trauer mit.

Aber wie habt ihr das gelernt, das Sterben nicht mehr totzuschweigen?

Das ist eine lange Geschichte. In den 1990er Jahren entstand der Plan, im Geriatriezentrum am Wienerwald ein Hospiz für Karzinombetroffene zu eröffnen. Da es der Gemeinde Wien schicklich erschien, in einem Pflegeheim doch auch etwas in dieser Richtung für die alten Menschen zu machen, wurde 1995 bis 1997 der Modellversuch Sterbebegleitung etabliert. Ein Teil des Modellversuchs befasste sich mit den Vorbereitungen für das Hospiz, ein zweiter Teil unter meiner Leitung mit der Verbesserung der Situation am Lebensende unserer eigenen alten Patientinnen und Patienten. Wir haben damals verschiedene Initiativen gestartet, darunter Vorträge, Gespräche und gegenseitige Hilfestellungen. Besonders erfolgreich waren zweieinhalbtägige Sterbebegleitungsseminare, die ich abwechselnd mit Susi Pirker und einer weiteren Ärztin gemeinsam mit Christian Metz für jede Abteilung im Geriatriezentrum durchführte. Anfangs machte auch jedes Mal eine Schwester vom ambulanten Hospiz der Caritas mit, später waren Michaela oder Ursula mit dabei. In den Seminaren wurden viele Themen rund um Palliative Care angesprochen, es war nicht nur vom Sterben die Rede. Der Begriff ‚palliativ' fiel damals noch nicht.

In den folgenden Jahren gab es dann an meiner Abteilung auch eine Reihe anderer Fortbildungen. Ein Seminar, das alle Mitarbeiterinnen und Mitarbeiter einer Station einschloss und das wir ohne Hilfe von außen gestalteten, war besonders erfolgreich. Ein wesentlicher Effekt dieser Veranstaltung war, dass alle Mitarbeitenden erkannten, wie wichtig sie alle – ob Ärztin, Pflegehelfer oder Abteilungshelferin – für das Wohlbefinden der alten Menschen waren, die sie betreuten. Die interdisziplinären

Palliativlehrgänge im Wiener Kardinal König Haus, die im Laufe der Jahre viele Mitarbeiterinnen und Mitarbeiter besuchen konnten, brachten uns natürlich auch ganz entscheidend weiter. Und einen großen positiven Einfluss auf die Haltung aller Mitarbeitenden, auf die Integration des Gelernten in die tägliche Praxis und auf die Weiterentwicklung der Palliativen Geriatrie hatte vor allem das, was intern im Alltag der Stationen gelebt wurde. Davon habe ich bereits erzählt: Martina Schmidl und Ursula Gutenthaler boten auf ihrer Station für ihr Team täglich das Palliative Frühstück an, Susi Pirker und Michaela Zsifkovics etablierten den Palliativen Mittag. Die Kolleginnen hatten auch eine wichtige Vorbildwirkung für ihre Teams, weil sie alles, was sie sagten, selbst auch vorlebten. Dadurch entstand ein Schneeballeffekt, der alle in den Teams auf unseren Weg mitnahm.

Besonders wichtig im Zusammenhang mit dem Thema Sterben ist es, achtsam und sensibel dafür zu sein, was eine Sterbende oder ein Sterbender in diesem Augenblick, in dieser Stunde, an diesem Tag braucht und sich wünscht. Mir fällt dazu ein alter Herr ein, der schon seit Jahrzehnten keinen Kontakt mehr mit seinem Sohn gehabt hatte. Die beiden hatten sich nach einem verheerenden Streit nie wieder gesehen. Der alte Herr war schon seit Tagen moribund, aber er konnte und konnte nicht sterben, ohne den Sohn noch einmal gesehen und sich mit ihm versöhnt zu haben. Und hier hat die Stationsärztin Elfi Nagel wirklich Großartiges geleistet: Fast jeden Tag rief sie den Sohn an, ließ sich von ihm zurückweisen und sogar beschimpfen und ließ trotzdem nicht locker: „Bitte kommen Sie zu Ihrem Vater, Ihr Vater kann nicht sterben, ohne Sie noch einmal gesehen zu haben.“ Letztlich ist der Sohn dann tatsächlich gekommen, wenn auch widerstrebend: „Aber ich bleibe nur einen Moment“, meinte er abweisend, als die Ärztin ihm für sein Kommen dankte. Aus dem Moment sind Stunden geworden, die beiden haben sich versöhnt, sind einander in den Armen gelegen und haben miteinander geweint. In der Nacht zum nächsten Tag ist der alte Herr ganz ruhig gestorben.

Es braucht viel Mut, viel Kraft und die Überzeugung etwas Wichtiges zu tun, um als Ärztin oder Pflegekraft solche Situationen durchzustehen und durchzutragen. Dazu gehören auch die Gespräche mit Angehörigen, die ihre Mutter oder ihren Vater nicht sterben lassen wollen. Oft stehen sie dann weinend am Fußende des Bettes, klammern sich am Bettgestell fest und flehen den sterbenden Elternteil an: „Mutter, du darfst nicht sterben, ich brauche dich doch, Mutter, was soll ich ohne dich machen, Mutter, bitte, bitte verlass mich nicht!" Und die sterbensmüde Frau im Bett hält sich einen Tag und noch einen Tag aufrecht und kann ihr Leben nicht loslassen.

Und dann?

Dann muss man eben mit solchen Angehörigen sprechen, erklären, an ihr Gewissen und an die Liebe zu ihrer Mutter, ihrem Vater appellieren und ihnen mit klaren Worten vor Augen führen: „Schauen Sie, die Zeit Ihrer Mutter ist abgelaufen, sie kann nicht mehr weiter, sie ist sterbend. Schauen Sie sie an, sie bemüht sich verzweifelt, mit ihren allerletzten Kräften Ihnen zuliebe noch einen Tag und noch einen Tag und noch einen Tag zu leben. Möchten Sie das wirklich? Sie lieben sie doch und möchten sie bestimmt nicht quälen!" Das sind keine leichten Gespräche.

Ich erinnere mich an eine schreckliche Szene in einem Pflegeheim, in dem ich nach meiner Pensionierung ehrenamtlich arbeitete und daher nur als Begleiterin, nicht als Ärztin tätig war.

Dort hatten wir eine alte Dame aus Polen, die nur wenig Deutsch konnte, fortgeschritten dement war und die ganze Zeit über sehr unglücklich wirkte. Sie hatte nur eine einzige Bezugsperson: ihre Tochter. Sie kam jeden Tag, mit ihr konnte die alte Dame Polnisch sprechen. Die Tochter - ich glaube, sie hatte auch niemanden außer der Mutter - konnte den Gedanken nicht verkraften, dass das Lebensende ihre Mutter sichtlich näher rückte. Weil die alte Dame an einer Knochenmarksinsuffizienz litt und zu wenige rote Blutkörperchen produzierte, musste sie auf Drängen der Tochter alle paar Wochen zu Bluttransfusionen ins Krankenhaus gebracht werden. Für sie war das jedes Mal furchtbar beängstigend und verstörend. Ohne Bluttransfusionen wäre die alte Dame immer müder geworden und schließlich ohne Angst und Schmerzen für immer eingeschlafen. Eines Tages kollabierte sie und hatte fast keinen Puls mehr. Ich war gerade woanders auf der Station unterwegs, als mich eine Schwester rief. Zwei Pflegehelferinnen - jetzt heißen sie Pflegeassistentinnen - haben gleichzeitig Oberkörper und Füße der Frau hochgelagert. Wenn man die Beine hochlagert, wird das Hirn besser durchblutet, und wenn man den Kopf hochlagert, kriegt der Mensch besser Luft. Aber beides gleichzeitig ... Die Tochter war sofort verständigt worden und war blitzartig da; sie muss ganz in der Nähe gewohnt haben. Ich habe ihr zu erklären versucht, dass ihre Mutter jetzt stirbt. Sie war außer sich: „Nein, meine Mutter stirbt nicht. Das ist verweigerte Hilfeleistung! Notarzt!“ Also haben die Pflegenden den Notarzt gerufen. Als er kam, atmete die Frau kaum mehr, sie war schon fast tot. Fünf oder sechs Mal hat der Arzt herumgestochert, um eine Vene zu finden. Aber bei einem sterbenden Menschen kollabieren die Venen, weil der Kreislauf nicht mehr funktioniert. Was für eine Tortur! Irgendwie muss er dann doch eine Vene gefunden haben und hat irgendwas angehängt. Ich habe gesagt: „Um Gottes willen, lassen Sie doch die alte Frau in Ruhe bei uns sterben." Aber der Notarzt kann gar nicht anders, er muss notärztlich handeln. Im Krankenwagen auf dem Weg ins Krankenhaus ist die alte Dame dann gestorben, statt ruhig und umsorgt bei uns in ihrem Bett.

Weißt du: Jemanden medizinisch zu behandeln, um ihm dadurch ein gutes Weiterleben zu ermöglichen, ist großartig! Aber jemanden an seinem natürlichen Sterben zu hindern, ist eine Schweinerei. Im Geriatriezentrum am Wienerwald wurden regelmäßige Übungen in Reanimation eingeführt. Und alle Abteilungen bekamen einen Defibrillator. Daraufhin habe ich allen Mitarbeitenden sehr eindringlich gesagt: „Wenn hier jemals jemand reanimiert wird, der kein Angehöriger ist und nicht zum Personal gehört, werde ich ernsthaft böse." Was erreicht man, wenn man einen Neunzigjährigen reanimiert? Es gibt, glaube ich, keine Krankenschwester auf der Welt, die Freude damit hätte, wenn sie einem Neunzigjährigen, der sich anschickt zu sterben, eine Herzmassage machen soll. Vom Gesetz her sind sie aber dazu verpflichtet. Und auch ein Notarzt ist geradezu gezwungen zu handeln. Wenn ich nicht will, dass er handelt, dann darf ich ihn nicht rufen. Leider haben bis jetzt noch immer nicht genug alte Menschen eine Patientenverfügung, die klarstellt, was zu tun und was zu lassen ist.

Aber es ist doch manchmal gar nicht so leicht zu entscheiden?

Ab einem gewissen Alter ist es eigentlich gar nicht schwer zu entscheiden. Denn was erreiche ich, wenn ich einen hochbetagten Menschen reanimiere? Ich verhelfe ihm, wenn er das übersteht, so gut wie immer zu einem qualvollen, schwer beeinträchtigten Weiterleben, das meist nur wenige Tage währt. Wenn ich ein frommer Mensch wäre, der ich nicht bin, würde ich sagen:

Die paar Tage, die dieser Mensch dann noch weiterlebt, hat der liebe Gott nicht gewollt. Man darf doch auch sterben, wenn die Zeit dafür gekommen ist. Man darf doch den alten Menschen gönnen, dass sie rasch und friedlich sterben, wenn sie das Glück haben, dass ihnen am Ende ihres Lebens langes Leiden erspart bleibt.

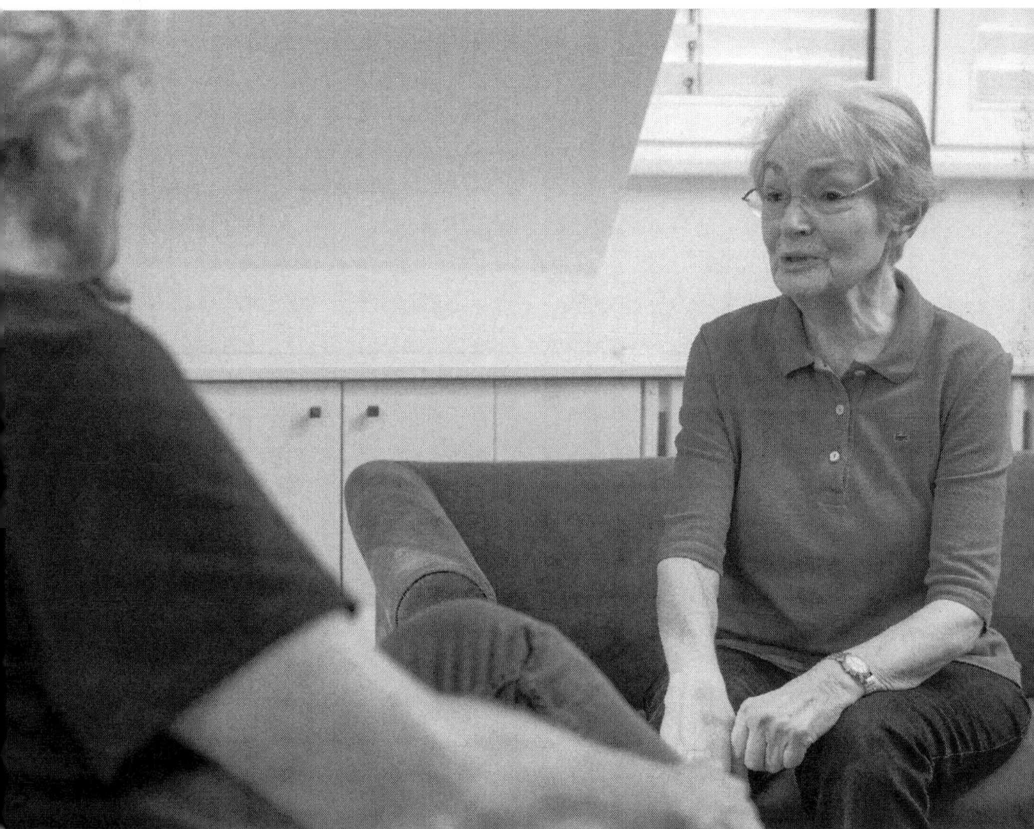

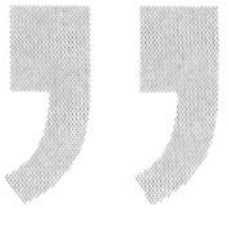

Es ist die Entstehungsgeschichte der Palliativen Geriatrie

ANERKENNUNG, FREUDE UND EIN BITTERES ENDE

Ich denke, es ist nicht übertrieben, wenn ich behaupte: Du hast gemeinsam mit deinem Team – im Sinne einer radikalen Orientierung an den Patientinnen und Patienten – die Kultur in eurer Abteilung im Geriatriezentrum am Wienerwald ziemlich verändert. Aber in einer großen Organisation wie dem Krankenhaus oder dem Pflegeheim geht das doch nicht ohne Unterstützung seitens der Leitung.

Weißt du, eine solche Unterstützung hatte ich über viele Jahre überhaupt nicht. Zu Beginn konnte man ja auch noch nicht von einem Projekt sprechen. Ich hatte mir nur vorgenommen, alles dafür zu tun, dass die alten, körperlich und seelisch kranken, weitgehend hilflosen Menschen, die wir betreuten, ein möglichst gutes Leben haben. Dazu gehörte, wie ich dir schon ausführlich erzählt habe, in erster Linie die Verbesserung der Kommunikation sowohl mit den Patientinnen und Patienten als auch mit und zwischen den Mitarbeitenden aller Berufsgruppen. Zunächst wurde vor allem mein eigenes Verhalten den alten Menschen gegenüber als Vorbild wahrgenommen. Das war in diesem Haus nichts ganz Neues. Susi Pirker hatte diese Haltung - heute würde ich sagen: die palliative Grundhaltung - auf ihrer Station immer schon gelebt. Gemeinsam arbeiteten wir jetzt daran, unsere Haltung und unsere Art, mit den alten Menschen und den Mitarbeitenden zu kommunizieren, auf allen sechs Stationen sichtbar und spürbar zu machen. Das machte mit der Zeit Schule! Allmählich setzte sich unsere Art des Umgangs ganz von selbst auch bei den Mitarbeitenden durch. Gleichzeitig arbeitete ich daran, schrittweise das Konzept des hierarchiefreien Raumes einzuführen und damit einen neuen Stil der Zusammenarbeit zu etablieren. Solche grundlegenden Veränderungen gelingen nicht von einem Tag zum anderen, dafür braucht es Jahre.

Was sich bei uns allmählich veränderte, fiel zu dieser Zeit nach außen kaum jemandem auf. Es war ja auch nichts wirklich Herzeigbares. Ich erinnere mich aber an ein Gespräch mit Gerald Gatterer, einem mittlerweile ziemlich renommierten Psychologen und Psychotherapeuten, der damals sein Büro an unserer Abteilung hatte. Er konnte daher einen recht guten Einblick in meine und unsere Arbeit gewinnen. Wir hatten zueinander eine gute Beziehung. Eines Tages, irgendwann in den 1990er Jahren, gehen wir gemeinsam zu einer Sitzung. Ich erzähle ihm, was ich gerade so mache, und er schaut mich mitleidig an und sagt: „Weißt du, ich geb‘ dir einen guten Rat: Hör auf, die Mutter Teresa im Pflegeheim zu sein. Schau auf deins, schau auf deins!" Ich war durch diese Äußerung ziemlich vor den Kopf gestoßen. Inzwischen weiß ich längst, dass heutzutage dieses ‚Schau auf deins‘ offenbar zunehmend das ‚Liebe deinen Nächsten‘ ersetzt hat. „Schau auf deins, mach‘ was aus dir. Mit der Tour, die du da reitest, wirst du es nie zu etwas bringen." Gerald Gatterer hat mich ja mögen und wollte mir helfen.

Eigentlich wurde mir erst ab Mitte der 1990er Jahre, als ich den Modellversuch Sterbebegleitung bei uns im GZW leitete, allmählich klar, welche übergeordneten Ziele wir an meiner Abteilung verfolgten – zunächst noch ohne dem Kind einen Namen zu geben. Erst damals wurde mir bewusst, dass wir schon die ganze Zeit gemeinsam an einem großen Projekt arbeiteten. Und erst nach Beendigung des Modellversuchs bekam unser Projekt auch einen Namen. Wir nannten es ‚Palliative Geriatrie'. Damals begannen etliche Primarärzte meine Arbeit überhaupt zur Kenntnis zu nehmen und gleich auch mit einigem Missfallen zu betrachten. Der allgemeine Tenor ihrer Kommentare lautete so ungefähr: „Na ja, wenn sie sonst nix kann, muss sie halt mit so etwas anfangen: streicheln und Handerl halten." Das kam mir natürlich bald zu Ohren. Unangenehm war das alles schon. Zudem meinte die Direktorin, nachdem ich ihr erstmals von meinem Vorhaben berichtet hatte, dass ich jetzt doch bitte einen Internisten einschalten solle, der das alles gleichsam fachlich überwacht. Ich bin ja keine Fachärztin, sondern ‚nur' praktische Ärztin und daher nur halb so ernst zu nehmen. Das hat man mich von Seiten der ärztlichen Direktion und einiger Primarärzte jahrelang deutlich spüren lassen.

Die Direktion wusste also von meinen Plänen. Es hat mir zwar niemand erlaubt, das Projekt weiterzuführen, aber ebenso hat es mir niemand verboten. Wirklich behindert hat man mich nicht. Ich habe ja auch keine augenfälligen Fehler gemacht; die Abteilung ist durch nichts unangenehm aufgefallen, es klappte ja alles. So hat man das, was ich gemeinsam mit meinen Kolleginnen und Kollegen aller Berufsgruppen machte, zunächst einfach ignoriert, mancherorts auch belächelt. Einen Auftrag seitens der Direktion hatte ich für unser Projekt also nicht – und finanzielle Ressourcen schon gar nicht. Es war eigentlich genau so, wie man es nicht machen sollte. Ich bin mir nicht sicher, ob man von einer geordneten Projektentwicklung sprechen kann. Im Nachhinein kann man es wohl so sehen, aber ich selbst habe lange Zeit nicht das Gefühl gehabt, einem wohldurchdachten Plan zu folgen. Vieles war ‚learning by doing', manches ergab sich auch aus der Notwendigkeit, ein auftauchendes Problem zu meistern. Das war zum Beispiel der Fall, als sich herausstellte, dass wir für die unerlässlichen Fortbildungen der Mitarbeitenden aller Berufsgruppen Geld brauchten, viel Geld. Gegen Ende der 1990er Jahre bewilligte die Direktion zwar einige wesentliche Ausbildungen. Das war wirklich sehr hilfreich, aber damit war es selbstverständlich nicht getan. Den Großteil der Ressourcen mussten wir uns selbst besorgen.

Wie habt ihr denn das gemacht?

Zu Beginn über eine Förderung durch das Rote Kreuz und eine große Spende der Firma Mundipharma, deren Absatz sich durch die Zunahme der Schmerztherapie an unserer Abteilung und durch die von mir geleitete Schmerzambulanz im ganzen Geriatriezentrum am Wienerwald steigerte. Das meiste Geld kam aber durch Vortragshonorare herein.

Die Geschichte begann so: Im Rahmen des Modellversuchs Sterbebegleitung habe ich mit Hilfe von Christian Metz die ersten zweieinhalbtägigen Seminare bei uns im GZW veranstaltet. Davon habe ich dir schon erzählt. Abgesehen von diesen Seminaren habe ich für alle Ärztinnen und Ärzte Vorträge über Schmerzen und Schmerztherapie organisiert. Es ist mir gelungen, dafür führende Palliativmediziner zu gewinnen, wie Stein Husebø und Eberhard Klaschik, der die erste deutsche Professur für Palliativmedizin innehatte, und Wilfried Ilias, den einzigen damals international bekannten Schmerzmediziner aus Wien. Auch für diese Vorträge habe ich erreicht, dass die Firma Mundipharma die Honorare bezahlt. Und weil es in Österreich damals noch zu wenige kompetente Fachleute gab, die über die Behandlung von Schmerzen referieren konnten, hielt ich, weil ich dringend einen weiteren Referenten brauchte, selbst meinen ersten Schmerzvortrag. Wirklich gut war der Vortrag nicht, aber ein Vertreter der Mundipharma, der zugehört hatte, war trotzdem sehr begeistert. Er meinte zu mir: „Sie können reden, wollen Sie nicht für uns Vorträge halten? Sie bekommen für jeden Vortrag 5.000 Schilling." So viel Geld, das ist toll, habe ich mir gedacht. „Ja, das mache ich gerne", habe ich zu ihm gesagt.

So ist er mit mir durch die Gegend gefahren, und ich habe in Wien und Niederösterreich ziemlich viele Vorträge gehalten. Später referierte ich auch im Kardinal König Haus allein und gemeinsam mit einigen Mitarbeiterinnen über Themen der Palliativen Geriatrie. Susi Pirker und Martina Schmidl haben ebenfalls viele Vorträge gehalten. All unsere Vortragshonorare gingen an den mittlerweile gegründeten Verein der Freunde der Palliativen Geriatrie, den wir bei einer pensionierten Mitarbeiterin angesiedelt hatten. Mit diesen Honoraren und dem Honorar, das wir für eine Studie bekamen, an der die Abteilung teilgenommen hatte, bezahlten wir die meisten Fortbildungen, die für unser Projekt ganz wichtig waren. So konnten alle Stationsleitungen, ihre Vertretungen, Ärztinnen, Ärzte und Therapeutinnen unserer Abteilung am Kardinal König Haus die Palliativausbildung machen. Vier komplette Stationsteams durchliefen auch die große Validationsausbildung zu Validationsanwenderinnen und -anwendern.

Auch so kann man ein Projekt organisieren und finanzieren. Respekt!

Eine gewisse Aufmerksamkeit und allmählich auch Achtung für die Leistungen der Abteilung ist dann irgendwann auch im Geriatriezentrum entstanden, zwar nur von einem Teil der Primarärzte, vor allem aber von Seiten der Direktion. Das hatte vorwiegend damit zu tun, dass ich zunehmend im In- und Ausland zu Vorträgen eingeladen wurde. Günther Bernatzky, ein Universitätsprofessor an der naturwissenschaftlichen Fakultät in Salzburg, den ich bei einer Palliativfortbildung kennengelernt hatte, lud mich von da an regelmäßig zu Vorträgen und Tagungen nach Salzburg ein. Er interessierte sich besonders für Schmerztherapie und führte unter anderem Studien über die Wirkung von Musik auf das Schmerzempfinden durch. 1998 wurde ich zum Deutschen Palliativkongress eingeladen, was mich damals sehr überraschte, weil ich ja noch nichts publiziert und bis dahin nie außerhalb von Österreich vorgetragen hatte. Ein Jahr später reichte ich ein Poster über ‚Palliative Care in the Nursing Home' beim Europäischen Palliativkongress in Genf ein, mit der schwachen Hoffnung, dass mein Poster nicht abgewiesen wird. Und was passiert? Die laden mich glatt zu einem Vortrag ein! Ich war hin und weg! Damit hatte ich überhaupt nicht gerechnet!

Auch von Medien wurde ich mit einem Mal kontaktiert. Ich kann mich an die Einladung zu einer Wissenschaftssendung im Radio Österreich 1 erinnern und zwar zum Salzburger Nachtstudio. Ich habe mich ganz schön gefürchtet, weil ich diese Sendung, in der immer so tolle und gescheite Leute erzählen, oft mit großem Respekt vor dem Wissen und der Leistung der Interviewten gehört hatte. Und ich glaube, es war Hildegard Teuschl, die Pionierin der österreichischen Hospizbewegung, die mich beim Modellversuch Sterbebegleitung im GZW unterstützt hatte, über die ich in eine 3sat-Sendung eingeladen wurde. Einmal nahm ich auch an einer Diskussionsrunde bei der Süddeutschen Zeitung zum

Thema Demenz teil. Diese Einladung verdankte ich dem renommierten Palliativmediziner Gian Domenico Borasio. Damals hatte er den Lehrstuhl für Palliativmedizin an der Ludwigs-Maximilian-Universität in München inne, nun hat er seit etlichen Jahren den Lehrstuhl in Lausanne. Und außerdem war ich gleich zu Beginn der Nullerjahre ein Jahr lang Gastprofessorin an der Abteilung und dem späteren Institut für Palliative Care an der Wiener IFF, der Fakultät für Interdisziplinäre Forschung und Fortbildung. Andreas Heller, der Leiter der Abteilung, hat die ärztliche Direktion des Geriatriezentrums brieflich davon in Kenntnis gesetzt - das hat dann natürlich auch Eindruck gemacht!

Weil ich vorher Borasio erwähnt habe: Wir haben uns 1998 beim Deutschen Palliativkongress kennengelernt. Daraus ist Jahre später eine Freundschaft geworden. Gian war von Anfang an von meiner Arbeit sehr beeindruckt. Als er 2002 die erste Auflage von ‚Alt, krank und verwirrt' in die Hand bekam, schrieb er einen begeisterten Brief an die ärztliche Direktion. Dabei haben wir uns damals noch kaum gekannt. Das alles hat meinen Stellenwert in der Einrichtung natürlich noch weiter erhöht.

Weil du es schon mehrfach erwähnt hast: das Buch ‚Alt, krank und verwirrt', das 2002 erstmals bei Lambertus erschien, war so etwas wie die Ernte eurer gemeinsamen Arbeit an einem neuen Betreuungskonzept. Du hast das Buch ja auch gemeinsam mit Mitarbeiterinnen und Mitarbeitern deiner Abteilung geschrieben. Aber sag, wie und warum ist es dazu gekommen? Zu tun hattet ihr ansonsten ja auch genug.

Der Gedanke, die Ergebnisse unserer Arbeit irgendwann zu verschriftlichen, war mir schon längere Zeit durch den Kopf gegangen. Der Entschluss und der konkrete Plan haben sich dann eigentlich eher zufällig ergeben. Als Primarärztin musste ich ja immer wieder Führungskräfteseminare besuchen. So nahm ich einmal gemeinsam mit meiner Oberärztin Martina Schmidl an einem Projektmanagementseminar teil. Jede Teilnehmerin wurde dazu aufgefordert, selbst den Plan für ein neues Projekt zu erstellen und dann zu präsentieren. Auf der Fahrt zu diesem Seminar kam mir die Idee: Wir, die Mitarbeiterinnen und Mitarbeiter der 1. Medizinischen Abteilung im Geriatriezentrum am Wienerwald, schreiben gemeinsam ein Buch über unsere Arbeit. Ich dachte, wir sollten den erfolgreichen Weg aufzeigen, den wir gemeinsam gegangen sind und an dessen vorläufigem Ende das neue Betreuungskonzept Palliative Geriatrie stand. Das Buch sollte der Beweis dafür sein, dass wir tatsächlich alle gemeinsam diesen Weg gegangen sind, diesen Weg in ein zunächst unbekanntes Land, in dem wir allmählich so viel Neues entdeckt haben. Diese Entdeckungen brachten uns den Menschen, die wir betreuten, immer näher, führten dazu, dass wir sie besser verstanden und auch besser in der Lage waren, ihre Wünsche und Bedürfnisse zu erkennen. Wir konnten jetzt viel öfter ihre jeweils einmalige und einzigartige Lebensmelodie wahrnehmen und oft sogar dann noch erahnen, wenn sie allmählich immer leiser wurde. Der Weg, den wir zurückgelegt haben, die Erkenntnisse, die wir auf diesem Weg gewannen, und die Freude, mit der uns unsere Fortschritte erfüllt und beflügelt haben - all das sollte unbedingt niedergeschrieben werden.

Und wichtig war mir: Es sollte nicht mein Buch werden, sondern *unser* Buch! Von Anfang an stand daher für mich fest, dass wir dieses Buch nur gemeinsam schreiben können und dass Angehörige aller Berufsgruppen mitschreiben müssen. Ich allein hätte es gar nicht geschafft, weil erst die Gedanken, Eindrücke, Erkenntnisse, die sich aus den Perspektiven der verschiedenen

Berufsgruppen und aus den vielen Erlebnissen Einzelner ergaben, das Ergebnis möglich gemacht haben. Es sollten also möglichst alle, die maßgeblich daran beteiligt waren, ihre persönlichen Zugangsweisen, ihre Gedanken und Gefühle in das Buch einbringen. Ich habe natürlich auch gleich überlegt, wer von meinen Mitarbeiterinnen und Mitarbeitern überhaupt bereit und in der Lage wäre, mitzumachen. Die meisten von ihnen hatten ja seit vielen Jahren nicht mehr als ihre Einträge in den Dokumentationsmappen niedergeschrieben. Und ein großer Teil der Pflegenden war außerdem nicht in Österreich geboren und hatte Deutsch nicht als Muttersprache. Viele sprachen fließend Deutsch, aber zwischen Sprechen und Schreiben ist noch ein großer Unterschied.

Das waren beträchtliche, aber lösbare Herausforderungen. Davon war ich überzeugt. Daher erstellte ich in dem Projektmanagementseminar voller Freude und mit wachsender Begeisterung einen Projektplan, überlegte, welche Themen wir in den Vordergrund stellen sollten und wer sie bearbeiten könnte. Ich teilte die Arbeit in Arbeitspakete, erstellte einen Zeitplan - kurz, ich berücksichtigte alles, was zu einem Projektplan gehört. Ich fand den Plan eigentlich recht schlüssig und durchaus erfolgversprechend. Der Seminarleiter aber schaute sich das Ergebnis meiner Bemühungen skeptisch an und sagte kopfschüttelnd: „Das ist wirklich eine entzückende, gut durchgeplante Idee, aber ich hoffe, dass Sie nicht ernstlich daran denken, sie in die Tat umzusetzen. So etwas kann nicht gelingen. Das ist ganz ausgeschlossen." Ich habe ihm versichert, dass ich es durchaus ernst meinte und den Plan auf jeden Fall umsetzen wollte. Der Seminarleiter schüttelte noch einmal den Kopf: „Es ist eine schöne und verlockende Idee, aber verrennen Sie sich nicht in eine hoffnungslose Sache. Ich meine es gut mit Ihnen: Lassen Sie die

Finger davon!“ Es sei viel zu kompliziert, viel zu langwierig und es könne nie ein einigermaßen lesbares Buch daraus werden, das ein Verlag bereit sei zu drucken. Ich habe mir gedacht: „Du kannst lange reden, ich werde das trotzdem machen - und es wird etwas Gutes dabei herauskommen!“

Jetzt hatte ich die Pakete schon einmal ausgearbeitet, mir die ganze Sache gründlich durch den Kopf gehen lassen, wahrscheinliche Schwierigkeiten einberechnet und begonnen, mich sehr auf die Arbeit an dem Buch zu freuen. Zurück an der Abteilung setzte ich mich mit den Stationsleitungen und ihren Vertretungen, mit Ärztinnen, Ärzten und Therapeutinnen zusammen und stellte ihnen die Idee vor. „Was haltet ihr davon? Könntet ihr euch das vorstellen?“ Erst einmal waren alle mehr als skeptisch. „Na, das ist schon sehr schwer, wie soll das denn gehen?“ Fast alle waren der Ansicht: „Wir können doch nicht so schreiben, dass es in einem Buch gedruckt werden kann!“ Ich habe geantwortet: „Über die Schwierigkeiten und darüber, wie wir sie überwinden können, sprechen wir später. Jetzt möchte ich erst einmal wissen, ob ihr es überhaupt, zumindest theoretisch, für eine gute Idee haltet, wenn wir gemeinsam als Abteilung dieses Buch schreiben.“ - „Na ja, theoretisch schon, aber das schaffen wir doch nicht!“ - „Ich weiß, dass jeder und jede von euch sehr viel zu sagen hat. Schließlich sind wir in den letzten Jahren miteinander einen ganz neuen Weg gegangen und haben dabei viel erlebt, viel gelernt und viel erreicht. Und außerdem: Wie ihr wisst, kann ich gut schreiben und ich helfe gerne jeder und jedem dabei, eure Gedanken zu Papier zu bringen.“ Dieser ersten Besprechung sind in der nächsten Zeit noch mehrere gefolgt, in denen wir über die Themen sprachen, die unbedingt in dem Buch bearbeitet werden sollten, und die Teilnehmenden sagten, worüber sie gerne schreiben würden.

Zwischendurch und danach habe ich auch noch viele Einzelgespräche geführt. Von den Ärztinnen und Ärzten haben zunächst alle gesagt: „Ja, das möchten wir gerne machen." Die Stationsleitungen und ihre Vertretungen waren wesentlich zurückhaltender. Schließlich haben drei Stationsleitungen und vier Vertretungen, drei Pflegehelfer, fünf Ärztinnen - mich eingeschlossen - und ein Arzt, alle drei Therapeutinnen und eine Patientin mitgeschrieben, also insgesamt 20 Personen. Gemeinsam haben wir auch die großen Buchteile mit den dazugehörigen Kapiteln, also die Buchstruktur, zusammengestellt.

Wie habt ihr das dann mit dem Schreiben gelöst? Es waren ja nicht alle, die letztlich mitmachten, schreibwillig oder sogar schreibgeübt.

Meistens hat sich das folgendermaßen abgespielt: Wenn jemand meinte, er möchte allein schreiben, hat er alleine geschrieben. Ich habe den Text dann gelesen und mir Gedanken darüber gemacht. Danach haben wir uns zusammengesetzt und über den Text gesprochen. Wenn mir etwas gefehlt hat, habe ich Ergänzungen angeregt und dann immer gefragt, ob ich den Text sprachlich verschönern darf oder ob wir das miteinander machen sollen. Die meisten waren gerne damit einverstanden, dass ich ihre Texte überarbeite, zumal sie Einspruch erheben konnten, wenn sie fanden, dass ich sie nicht ganz richtig verstanden hatte.

Aber die Autorinnen und Autoren der betreffenden Texte waren immer voll für die Inhalte verantwortlich. Auch wenn manche Formulierungen von mir stammten: Es waren ihre Gedanken und Gefühle und ihre Erlebnisse. Ich gab inhaltlich nichts dazu und ließ auch nichts weg. Meine Aufgabe war nur, für gute Lesbarkeit zu sorgen und da und dort treffendere Formulierungen zu finden. Das mache ich übrigens auch heute noch so, wenn ich die Schriftleitung für ein Heft der Fachzeitschrift für Palliative Geriatrie übernehme und die Texte redigiere. Manche Artikel schreibe ich dabei fast ganz um. Die meisten Autorinnen und Autoren bedanken sich dann dafür; bisher war nur sehr selten jemand beleidigt. Ich verändere dabei nie die Inhalte, selbst dann nicht, wenn das, was die andere Person schreibt, ganz gegen meine Überzeugung ist.

Das hört sich nach einem aufwendigen und zeitlich ziemlich langen Prozess der Buchentstehung an.

Na ja, es waren eigentlich nur zwei Jahre, von 1999 bis 2001. Aber in diesen zwei Jahren habe ich mich in jeder freien Minute mit diesem Buch befasst. Ich kann mich erinnern: Mit meiner Freundin Helga war ich im Sommer einige Wochen in Flachau im Salzburger Pongau, um gemeinsam in die Berge zu gehen. Das machen wir heute noch jeden Sommer, auch wenn die Berge, die wir erklimmen, jetzt weniger hoch und unsere Touren wesentlich kürzer und bescheidener geworden sind. Aber damals saß ich in jeder Stunde, in der wir nicht unterwegs waren, an meinem Laptop und hämmerte auf den Tasten herum. Helga hat damals echt etwas mit mir mitgemacht! Nicht nur, weil ich für nichts anderes zu haben war, sondern sie musste sich auch noch jeden fertigen Text anhören und mir sagen, ob er ihr gefällt. Ich glaube, ich habe sie mit meiner Begeisterung ein bisschen mitgerissen! Denn du musst wissen: Mir hat das alles wahnsinnig viel Freude gemacht, das Schreiben selbst und dann auch zunehmend zu sehen, dass das Buch langsam Konturen annimmt und wirklich zustande kommt! Dass es uns gelungen ist, alles Wesentliche, das wir über Jahre gemeinsam erarbeitet hatten, in Worte zu fassen und in eine gute Form zu bringen, hat bis heute eine große Bedeutung für mich. Das Gelingen dieses Buches gehört unbestritten zu den Höhepunkten meines Lebens.

Und schließlich war das Manuskript fertig. Ich schickte es an Ilona Wenger, die es in eine verlagstaugliche Form brachte. Sie übermittelte es an Andreas Heller, der es dann wiederum an den Lambertus Verlag weiterreichte. Das Buch sollte im Rahmen der Buchreihe ‚Palliative Care' erscheinen. Der Verlag meinte zunächst: „Das Buch ist zu lang." Aber ich war anderer Meinung und habe gesagt: „Es ist nicht zu lang, entweder Sie nehmen es so oder gar nicht." Ich war damals so verliebt in das Buch, dass ich nicht ertragen hätte, auch nur ein Wort wegzulassen. Das hat sich in der Zwischenzeit geändert. Durch die kritische Distanz, die sich allmählich einstellte, habe ich in den folgenden Auflagen manches weggelassen und einiges ein wenig gestrafft. Die Verhandlungen mit Lambertus haben sich damals noch ein gutes halbes Jahr hingezogen – und zum Schluss war der Verlag dann doch einverstanden. Die erste Auflage war übrigens nach neun Monaten ausverkauft. Es war sicher eine recht kleine Auflage, weil man nicht wissen konnte, ob sich überhaupt jemand dafür interessieren wird.

Du hast vorher einmal gesagt, dass auch du lange Zeit selber nicht geschrieben bzw. nichts publiziert hattest. Aber zugleich wussten deine Mitarbeiterinnen und Mitarbeiter, dass du gut schreiben kannst.

Ich war ja etliche Jahre die Chefredakteurin von ‚Willkommen', der Zeitschrift des GZW, für die ich natürlich auch viel geschrieben habe und die sich an die Patientinnen und Patienten wie an deren Angehörige richtete. Aber bevor wir mit der Arbeit an

‚Alt, krank und verwirrt' begannen, hatte ich nur einen einzigen fachlichen Text geschrieben. Andreas Heller bat mich 1998 für das Buch ‚Wenn nichts mehr zu machen ist, ist noch viel zu tun' einen Beitrag zum Thema ‚Was ist Palliative Geriatrie?' zu schreiben.[22] Das wurde mein erster fachlicher Text. Schon von Kindheit an hatte ich jede Menge Texte verfasst, einfach weil mir das Schreiben Freude machte. Ich schrieb Kurzgeschichten, Novellen, Romanfragmente, Gedichte. Ich glaube nicht, dass die Texte und Gedichte besonders gut waren, und mir ist auch nie der Gedanke gekommen, etwas davon zu veröffentlichen. Aber im Zusammenhang mit meinem Beruf hatte ich vorher gar nichts geschrieben, höchstens die Folien für meine Vorträge.

Nachdem der Verleger bei Lambertus meinen Text für ‚Wenn nichts mehr zu machen ist, ist noch viel zu tun' gelesen hatte, sagte er ganz erstaunt zu Andreas Heller: „Die kann ja wirklich schreiben!" Das war wohl ausschlaggebend dafür, dass wir ‚Alt, krank und verwirrt' bei Lambertus veröffentlichen konnten. Ich selbst hätte damals keine Ahnung gehabt, welcher Verlag sich für unser Werk interessieren könnte. Und wer hätte dieses Buch auch nehmen sollen - ein Buch, das die Arbeit in einem Pflegeheim beschreibt und ausschließlich von Leuten verfasst ist, die noch nie etwas publiziert haben?

Als ich das fertige Buch endlich in der Hand hielt, war das ein unglaublich beglückendes Gefühl: Wir haben es geschafft! Das, was wir alle gemeinsam erarbeitet haben, ist nun festgehalten! Es ist die Entstehungsgeschichte der Palliativen Geriatrie. Ilona Wenger, die an den sich hinziehenden Verhandlungen mit dem Verlag mitgelitten hatte, bekam das Buch als Erste und hat mich

22 *Andreas Heller, Katharina Heimerl, Stein Husebø (Hg.) (1999): Wenn nichts mehr zu machen ist, ist noch viel zu tun. Wie alte Menschen würdig sterben können. Freiburg i. Br.: Lambertus.*

gleich angerufen: „Unser Baby ist da!! Es wiegt ein knappes halbes Kilo." Nach mehr als 20 Jahren liefert dieses Buch noch immer den Beweis dafür, dass es diese Zeit gegeben hat, dass ein großes Team mit knappen Ressourcen diesen Weg mit Erfolg gehen konnte. Es ist auch der Beweis dafür, dass es tatsächlich möglich ist, Palliative Geriatrie zu leben! Und von da an trafen Einladungen ein, in Fachzeitschriften und Fachbüchern Artikel und Buchkapitel zu schreiben. Viele Texte habe ich allein geschrieben, manche auch zusammen mit Martina und Ursula.

Das heißt, die Anerkennung, die du zunehmend aus der Fachwelt bekommen hast, war bemerkenswert, und auch die Direktion im Geriatriezentrum am Wienerwald war beeindruckt.

Ja, vor allem nach unserer Buchpräsentation im GZW, zu der neben Andreas Heller führende Palliativmediziner aus Deutschland und viele Ärzte und Pflegepersonen aus Wien und den angrenzenden Bundesländern gekommen waren. Und jetzt, da unsere Arbeit allmählich immer mehr Anerkennung erntete, war es mir ein Anliegen, dass die Abteilung umbenannt und damit auch nach außen als eine palliativ-geriatrische Abteilung kenntlich gemacht wird. Ich war mir aber ziemlich sicher, dass meine Direktion keinen ausreichenden Grund dafür sah, dieses ziemlich ungewöhnliche Anliegen in der Generaldirektion des Wiener Krankenanstaltenverbunds (KAV) überhaupt zu vertreten. Und wenn doch, dann bestimmt nicht mit besonderer Dringlichkeit, geschweige denn mit der erforderlichen Leidenschaft. Daher fasste ich den Beschluss, den Dienstweg nicht einzuhalten, sondern mich direkt an den KAV-Generaldirektor Eugen Hauke zu wenden. Als Erstes habe ich seine Sekretärin angerufen und um einen Termin gebeten. „Wer sind Sie? Woher kommen Sie? Geriatriezentrum am Wienerwald? Mhm, ich werde schauen."

Dann hat sich 14 Tage nichts getan, also rufe ich noch einmal an. Schließlich habe ich tatsächlich einen Termin bekommen, bin hingegangen und habe dem Generaldirektor voller Begeisterung erzählt, was wir machen und ihm gleich auch ein Exemplar von ‚Alt, krank und verwirrt' in die Hand gedrückt. Mein Besuch dauerte länger als vorgesehen, wenn ich mich recht erinnere, eine ganze Dreiviertelstunde! Eugen Hauke fand unsere Arbeit offensichtlich interessant und stellte in Aussicht, einmal im Geriatriezentrum vorbeizukommen.

Ich war nach der ersten Begegnung außerordentlich beeindruckt von dem obersten Chef aller Mitarbeiterinnen und Mitarbeiter des Wiener Krankenanstaltenverbunds und bin ihm bis heute dankbar für seine offene Haltung. Er war ja auch mein oberster Chef und der beste Chef, den ich je kennengelernt habe. Und er ist dann wirklich ins GZW gekommen! Ich habe ihn durch die Abteilung geführt, habe ihm von unseren Patientinnen und Patienten erzählt und ihm alles erklärt. Auf seine Bitte hin habe ich dann alle Ärztinnen, Ärzte und Stationsleitungen zusammengeholt, und er hat mit uns allen über unsere Arbeit diskutiert. Zum Schluss sagt er zu mir: „Aber wissen Sie: Das, was Sie da machen, Schwerstkranke und Demenzkranke betreuen, behandeln und beim Sterben begleiten, das wird ja an und für sich auf allen Abteilungen gemacht." Darauf sage ich: „Ja, das ist schon richtig, aber nicht jeder, der einen Knopf annähen kann, ist ein Schneider." Er lacht und sagt: „Das ist wahr."

Ein paar Wochen später ruft mich seine Sekretärin an und sagt: „Der Herr Generaldirektor möchte gerne mit Studenten zu Ihnen kommen." Er kam tatsächlich bald darauf mit einer Gruppe von Studierenden zu uns. Wir hatten eine kleine Präsentation vorbereitet und führten die Gruppe durch die Abteilung. Ziemlich bald danach ist der Bescheid zur Umbenennung der Abteilung gekommen. Von da an waren wir die ‚Abteilung für Palliativmedizinische Geriatrie'. Ich hatte mir zwar die Bezeichnung ‚Abteilung für Palliative Geriatrie' gewünscht, weil ich nicht der Ansicht bin, dass die Medizin die Leitkategorie ist – nicht in der Palliative Care ganz allgemein und schon gar nicht in der Geriatrie. Wenn es in der Palliativen Geriatrie überhaupt eine Leitkategorie oder einen Leitberuf gibt, dann ist es die Pflege. Vor allem aber ist Palliative Geriatrie kein Tummelplatz für Solistinnen und Solisten, weder von der ärztlichen noch von der pflegerischen Seite, sondern die gemeinsame Leistung der Mitglieder aller beteiligten Berufsgruppen, für die jede und jeder Einzelne wertvoll und wichtig ist. Aber immerhin: Die Bezeichnung ‚Abteilung für Palliativmedizinische Geriatrie' beweist, dass Palliativarbeit in der Geriatrie ihre Berechtigung und ihren Stellenwert hat. Das war damals alles andere als selbstverständlich und ist es auch heute noch nicht ganz. Und stell dir vor: Eugen Hauke, der damalige Generaldirektor des Wiener Krankenanstaltenverbunds, schreibt mir – auch noch nach gut 20 Jahren – bis heute jedes Jahr zu Weihnachten.

Wie das Happy End eines Films. Eigentlich könnte jetzt der Abspann kommen.

Aber es geht noch weiter. Leider! Denn was dann geschah, war kein Happy End. Und eigentlich möchte ich darüber auch nicht viel erzählen, weil es mir noch heute sehr weh tut, daran zu denken.

Wenn du trotzdem kurz etwas dazu sagen magst …

Damals sind viele negative Dinge zusammengekommen. Vor allem: Das Geriatriezentrum bekam einen neuen Pflegedirektor.

Ihm ist es gelungen, an etlichen Abteilungen Sand ins Getriebe zu bringen. Ich habe ja bereits erzählt, dass an unserer Abteilung auf die Kommunikation mit Angehörigen besonders großer Wert gelegt wurde. Die Kommunikation und die Zusammenarbeit mit den Angehörigen klappte eigentlich schon lange Zeit auf allen sechs Stationen gut. Und dann kommt der neue Pflegedirektor und sagt den Pflegenden: „Lasst euch nix von den Angehörigen gefallen." Das war natürlich Wasser auf die Mühlen vor allem jener, die in unserem Projekt zwar mitgeschwommen sind, aber in Wirklichkeit nie mit dem Herzen dabei waren. Einige davon gab es auf jeder Station, zumal wir uns das Personal ja nicht aussuchen konnten, sondern zugeteilt bekamen. Diese latent Unzufriedenen bekamen nun Oberwasser.

Oberwasser bekamen leider auch die Faulen und Nachlässigen. So wurde einer meiner besten und verlässlichsten Mitarbeiter von einem Tag auf den anderen an eine andere Abteilung versetzt, weil einer jungen Pflegehelferin, die eine Patientin geschlagen hatte, mehr geglaubt wurde als ihm. Da konnte ich als Angehörige einer anderen Hierarchie gar nichts dagegen ausrichten.

Ein anderes Beispiel: Wir hatten uns schon seit Jahren auf allen Stationen darauf geeinigt, dass die Patientinnen und Patienten nicht den ganzen Tag mit Ö3 oder Radio Arabella beschallt werden sollten. Stattdessen wurden stundenweise CDs mit der Musik gespielt, die sie von früher kannten und gern hörten. Als ich bald nach der Berufung des neuen Pflegedirektors auf eine Station kam, dröhnten mir schon von weitem moderne Radioklänge entgegen. Auf meine erstaunte Frage zuckte die Stationsleitung die Achseln: „Der Herr Direktor hat dem Personal gesagt, sie sollen die Musik spielen, die ihnen gefällt."

Der Wechsel in der Pflegedirektion setzte für mich eine Kettenreaktion in Gang, in der jedes hinzukommende Glied größere oder kleinere Stolpersteine mit sich brachte und mein Leben erschwerte. Niemand wird von allen Mitmenschen geliebt. Die Mitarbeiterinnen und Mitarbeiter, die bis dahin dem allgemeinen Trend folgend mitgemacht hatten und scheinbar mit allem einverstanden waren, sahen jetzt ihre Chance gekommen, aus der Reihe zu tanzen oder Zwietracht zu säen. Für mich persönlich kam noch ein besonders ungünstiger Umstand hinzu: Als ich die Leitung der Abteilung übernahm, hatte ich eine Oberschwester, mit der ich mich sehr gut verstand. Als sie in Pension ging, bekamen wir eine neue Oberschwester. Sie kam aus einem Krankenhaus und interessierte sich nicht besonders für Geriatrie. Mit den Gedanken der Palliativen Geriatrie und mit mir konnte sie sich nie richtig anfreunden. Nun, mit einem neuen Pflegedirektor, der total auf ihrer Seite stand, machte sie mir das Leben richtig ungemütlich und trug einiges dazu bei, dass ich eine Enttäuschung nach der anderen erlebte.

Das klingt nach einer immer schlechter werdenden Stimmung.

Ja, zunehmend begann ich ein Klima des Misstrauens, auch der Angst und der Spaltung zu spüren. Und zum Drüberstreuen fingen dann auch noch Schwierigkeiten mit meinen ärztlichen Kolleginnen und Kollegen an. Eigentlich handelte es sich, wie sich später herausstellte, vor allem um Eifersucht. Die Ärztinnen und Ärzte dachten, dass ich Martina Schmidl bevorzuge, da ich sie sehr gerne als meine Nachfolgerin gesehen hätte und das auch laut sagte. Sie hatte ganz einfach die besten Voraussetzungen dafür. Gemeinsam mit Ursula Gutenthaler hatte sie das Konzept der palliativen Demenzbetreuung entwickelt. Sie hielt allein und mit mir zusammen Vorträge und Seminare, und sie absolvierte als Einzige den Masterlehrgang an der IFF-Abteilung für Palliative Care und OrganisationsEthik. Sie wäre wirklich die Idealbesetzung gewesen, sie hatte das Projekt ja in den letzten Jahren zum Teil mitentwickelt. Aber sie wurde von den Ärztinnen und Ärzten abgelehnt, nicht weil sie sie nicht mochten oder an ihrer Befähigung zweifelten, sondern weil sie aus dem eigenen Haus kam. Dabei kannst du ja vernünftigerweise nicht einfach jemanden von außen holen, jemanden, für den Palliative Geriatrie ein Fremdwort ist, der nichts von unserem Werdegang weiß und nun plötzlich alles weiterführen soll.

Mir ist dann langsam klar geworden: Wenn ich jetzt noch weitere zwei Jahre bleibe, denn so lange hätte ich noch bis zu meiner Pension bleiben können, werde ich unter den herrschenden Bedingungen ganz sicher nichts Positives mehr bewirken. Ich reibe mich dann sinnlos auf, kränke mich fürchterlich und kann höchstens zuschauen, wie alles vor die Hunde geht. So habe ich mich schließlich schweren Herzens dazu entschlossen, bereits 2003 in Pension zu gehen. Es war für mich eine schwere, sehr bittere Entscheidung. Damals hatte die Gemeinde Wien bereits beschlossen, dass das Geriatriezentrum am Wienerwald aufgelöst werden sollte und Patientinnen und Patienten sowie das Personal in kleinere periphere Pflegeheime übersiedeln würden. Meine Stelle wurde zwar nachbesetzt, aber meine Nachfolgerin verließ nach etwa anderthalb Jahren das sinkende Schiff und nahm eine prestigeträchtigere Stelle an. Damit hatte die Abteilung niemanden mehr, der ihre Interessen erfolgreich vertreten konnte. Sie blieb nicht zusammen, Patientinnen und Patienten und das Personal wurden auf die neuen Pflegeheime aufgeteilt. Die Abteilung für Palliativmedizinische Geriatrie war nach wenigen Jahren schon wieder Geschichte. Es wurde bald so, als hätte es sie nie gegeben.

Puuh, das ist bitter! Und das hört sich an beziehungsweise liest sich wie ein Fallbeispiel in einem noch zu schreibenden Lehrbuch über Macht und Ohnmacht in Organisationen. Und trotzdem kann ich mir vorstellen, dass du dich nachher gefragt hast und dich vielleicht auch noch heute fragst: „Hätte ich irgendetwas anders machen können?“

Was ich heute sicherlich so nicht mehr machen würde: Ich würde nicht einfach eine bestimmte Ärztin als meine Nachfolgerin vorschlagen. Oder anders gesagt: Ich würde das strategischer angehen und alles vermeiden, was Abwehr provozieren könnte. Denn die Abwehr unter der ärztlichen Kollegenschaft habe ich damals durch mein ungeschicktes Verhalten selbst ausgelöst. Ich würde alle zusammenrufen, mich mit allen besprechen, sagen, dass ich mich freuen würde, wenn jemand von ihnen meine Nachfolge übernimmt und sie bitten, darüber nachzudenken. Und dann würden sie vermutlich selbst draufkommen, dass Martina Schmidl die Geeignetste wäre. Außerdem denke ich mir, dass ich in den letzten drei Jahren meiner Tätigkeit im Geriatriezentrum zu häufig nicht im Haus war. Ich hielt ja damals schon Vorträge und Seminare und unterrichtete in Lehrgängen. Das war insofern gut und auch sehr wichtig, als es die Palliative Geriatrie bekannt gemacht und die Aufmerksamkeit auf unsere Arbeit gelenkt hat. Aber es war gleichzeitig auch weniger gut, weil ich dadurch öfter nicht im Haus war, und das war vor allem deshalb ungünstig, weil es den Gedanken aufkommen ließ, dass ich mich auf Kosten meiner gesamten Belegschaft profilieren will.

Gibt's trotz allem irgendetwas Tröstliches?

Natürlich! Die Palliative Geriatrie hat das bittere Ende der Abteilung überlebt und sich allmählich international durchgesetzt.

Mit etlichen Kolleginnen und mit Herrn Eduard habe ich bis heute Kontakt. Und es ist schön - zum Beispiel von Snezana Lazelberger und Andrea Stöckl - zu hören und zu wissen, wie sie vieles von dem, was sie an meiner Abteilung mitaufgebaut und auch gelernt haben, woanders weitermachen, weiterleben und stetig weiterentwickeln. Tröstlich ist es natürlich auch, dass die Palliative Geriatrie sich von da an, vielfach ohne mein Zutun, stürmisch weiterentwickelt hat. Zwar ist es nicht dort, wo der Samen gesät wurde, weitergegangen, aber an vielen anderen Orten in Österreich, vor allem aber in Deutschland und in der Schweiz, in den letzten Jahren auch in Luxemburg und Südtirol. Das führe ich unter anderem darauf zurück, dass ich noch lange nach meiner Pensionierung Vorträge und Seminare gehalten habe, vor allem aber auf die Arbeit von Dirk Müller, der - angeregt durch ‚Alt krank und verwirrt' - 2004 im Rahmen des Unionhilfswerks in Berlin das Kompetenzzentrum Palliative Geriatrie gegründet hat. Im Geriatriezentrum am Wienerwald ist zwar etwas Schönes zerfallen und zugrunde gegangen. Anderswo und in dem Buch ‚Alt, krank und verwirrt', das kürzlich in der vierten Auflage erschienen ist[23], lebt es aber weiter.

23 *Marina Kojer (Hg.) (2021) : Alt, krank und verwirrt. Einführung in die Praxis der Palliativen Geriatrie. 4., erw. und aktual. Aufl. Stuttgart: Kohlhammer.*

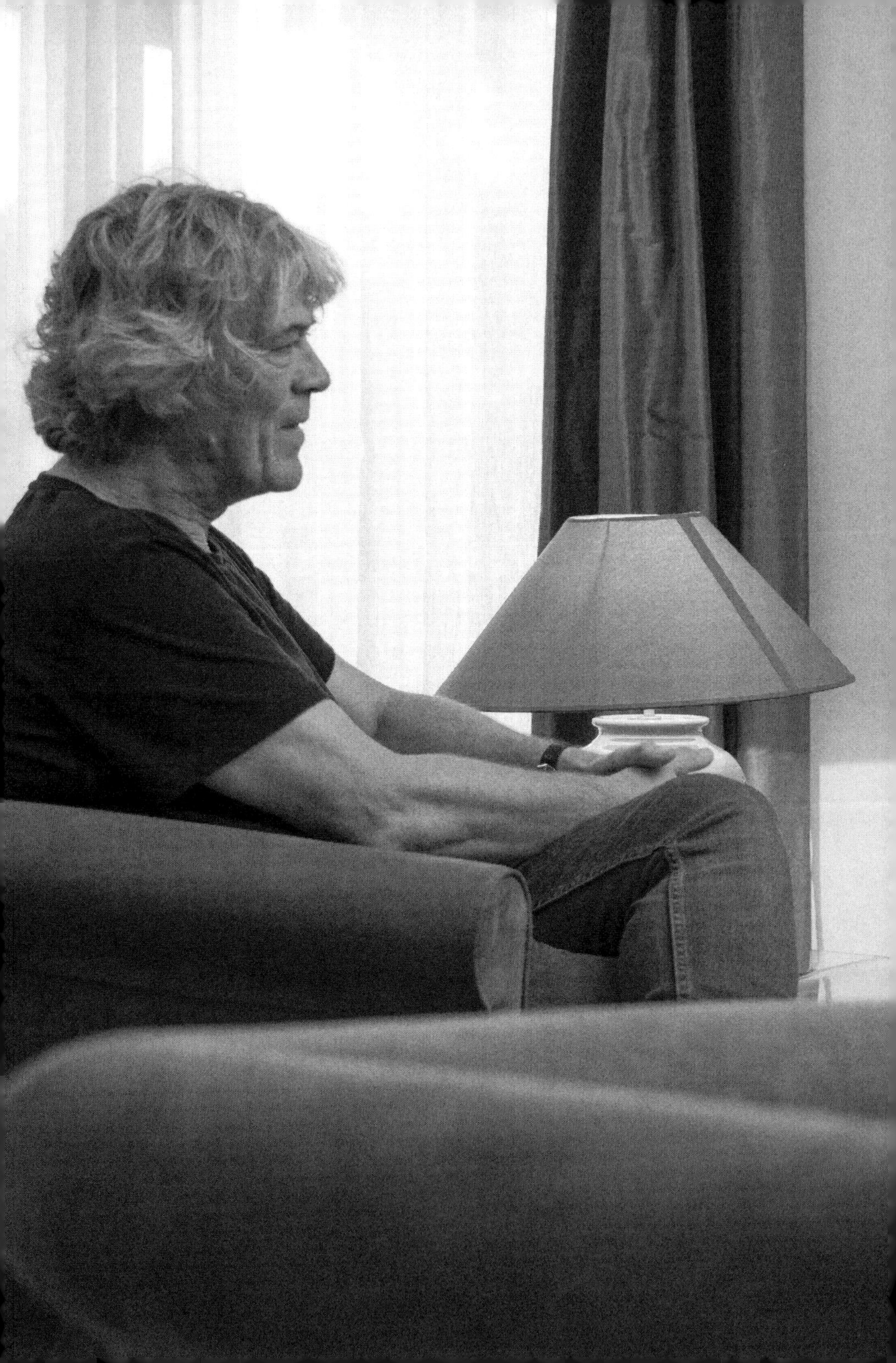

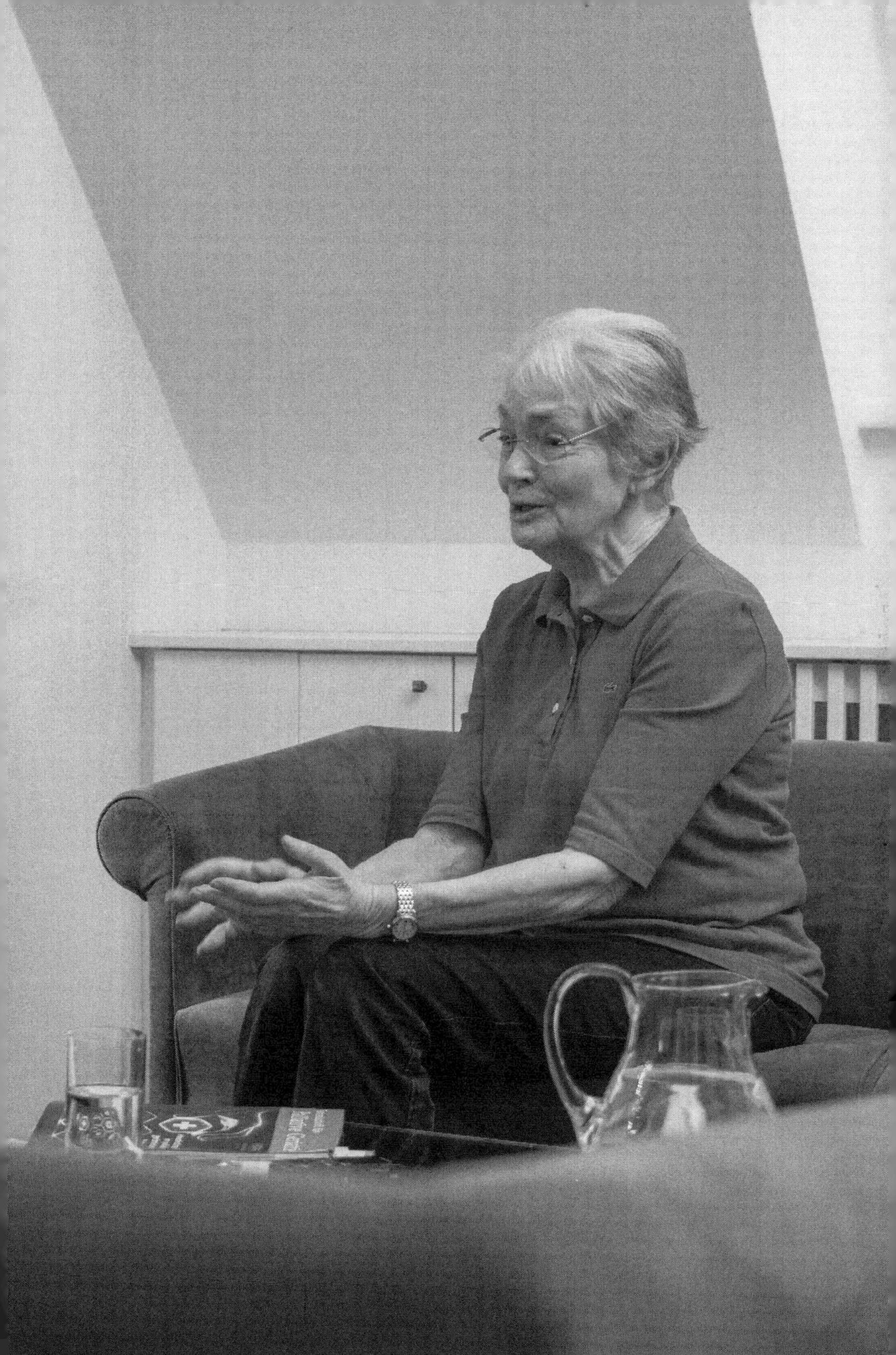

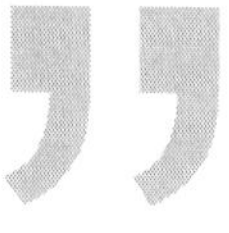

Palliative Geriatrie ist für mich zunehmend Lebenssinn geworden und bis jetzt geblieben

ALS WANDERPREDIGERIN UNTERWEGS

Der Samen zur Palliativen Geriatrie wurde im Geriatriezentrum am Wienerwald ausgelegt. Dort konnte und durfte – um im Bild zu bleiben – das zarte Pflänzchen zwar nicht weiterwachsen, aber dafür gedieh es anderswo. Und das hatte wohl auch viel mit deiner Tätigkeit als Vortragende und Fortbildnerin zu tun. Magst du dazu noch ein wenig mehr erzählen?

Gerne! Nach meiner Pensionierung begann meine Zeit als Wanderpredigerin. Eigentlich hatte sie schon vorher begonnen. Ich habe dir von meinen Schmerzvorträgen für die Firma Mundipharma erzählt. Der Pharmavertreter hatte mich als Leiterin der Schmerzambulanz gefragt: „Warum halten Sie eigentlich keinen Vortrag?" Der erste Vortrag war für mich ein Ritt über den Bodensee, bei dem ich mich miserabel gefühlt habe. Außerdem: Wirklich profunde Fachkenntnisse hatte ich damals auch noch nicht. Ich hatte zwar erste Palliativkurse, ausschließlich für Ärztinnen und Ärzte, an der Mildred Scheel Akademie in Köln absolviert und dort sehr viel mitgenommen, aber umfassende Kenntnisse hatte ich noch nicht. Zum Glück war damals der Kenntnisstand in Schmerztherapie in der österreichischen Ärzteschaft noch so dürftig, dass ich - wie sich bald herausstellte - mit meinem Können und Wissen bestens durchkam.

Also vermutlich war mein erster Vortrag doch nicht gar so schlecht, wie er mir vorgekommen ist, denn der Pharmavertreter war begeistert, und ich habe danach noch jahrelang viele weitere Vorträge für die Mundipharma gehalten. Durch diese Vorträge und vor allem ab Ende der 1990er Jahre durch meine Mitarbeit in den Palliativlehrgängen im Wiener Kardinal König Haus bin ich draufgekommen, dass mir das Vortragen gut liegt und auch Freude macht. Es hat mich vor allem begeistert, über palliativgeriatrische Themen sprechen zu können und die Teilnehmenden davon zu überzeugen, dass Hochbetagte in körperlich und seelisch schlechtem Zustand palliativbedürftig sind. Und weißt du, ich habe dabei allmählich eine Art Sendungsbewusstsein entwickelt. Ich weiß, Sendungsbewusstsein ist ein großes Wort, das mir für mich und die Aufgabe, die ich mir gestellt habe, nie wirklich angemessen vorkam, aber es hat sich für mich einfach so angefühlt. Ich empfand es als Auftrag und Verpflichtung, eine Art Sprachrohr für die Ansprüche betagter, chronisch kranker Menschen mit und ohne Demenz zu sein. Die Palliative Geriatrie ist für mich zunehmend Lebenssinn geworden und bis jetzt geblieben.

Was hast du senden oder vermitteln, wovon hast du überzeugen wollen?

In erster Linie wollte ich die Herzen der Menschen, die mir zuhörten, öffnen für Schmerzen, quälende körperliche und seelische Nöte, für Wünsche und Bedürfnisse sehr alter und sehr schwacher Menschen. Das möchte ich immer noch, nur habe ich jetzt nicht mehr viel Gelegenheit dazu. Die Menschen, um die es mir geht, sind zu alt, zu müde, zu schwach, zu dement, zu schwerhörig, oder – zum Beispiel durch Schlaganfall oder Parkinson – zu ‚sprachlos' geworden, um ihre Anliegen selbst zu vertreten. Ich wollte das aussprechen und einfordern, was hilflose Hochbetagte selbst nicht mehr sagen und einfordern können. Ich wollte den Zuhörenden zurufen: „Macht die Augen auf, schaut doch her, schaut euch die gebrechliche alte Dame in ihrem Rollstuhl an, schaut ihr in die Augen und schließt eure Augen nicht gleich wieder vor ihrer stummen Bitte!"

Ja, jetzt hab ich's! Ich wollte mit all meiner Kraft Anwältin der Schwachen sein. Das trifft es wahrscheinlich am besten. Das war der Motor, der mich antrieb. Es war, als hätten mich die alten Menschen in die Welt ausgeschickt, damit ich den anderen, den heute noch Jüngeren, die Augen öffne. Und je länger ich gearbeitet habe und je älter, kränker und dementer die Menschen geworden sind, die ich betreut habe, desto dringlicher ist mir dieses Anliegen geworden. Bei etlichen meiner Berufskolleginnen und -kollegen könnte man meinen, dass ihr Blick fast ausschließlich auf die Krankheit gerichtet ist, die es zu behandeln gilt, und bestenfalls ein Seitenblick auf den betroffenen Menschen fällt. Klaus Dörner betont in seinen Büchern, dass es immer primär um den Menschen geht, den Menschen mit seinen Krankheiten. Das gilt ganz besonders für sehr alte Menschen, deren eigentliche Anliegen – deren Ängste und Nöte – heute viel zu oft unbeachtet bleiben.

Was gab es denn für Erlebnisse, bei denen du den Eindruck hattest: „Jetzt habe ich die Herzen öffnen können"?

Das ist weniger ein Eindruck als ein Gefühl der Verbindung mit den Teilnehmenden an einem Vortrag, Seminar oder Kurs. Wenn dieses Gefühl sich einmal gar nicht eingestellt hat, konnte ich nicht mehr so spontan sprechen wie sonst. Du spürst einfach, wenn du da draußen stehst und sprichst: Auf einmal ist die Verbindung hergestellt, jetzt kommt mir etwas entgegen, und gleichzeitig wird es still, ganz still. Dann weiß ich: Der Kontakt ist da und ich spüre, jetzt kann nichts mehr schiefgehen. Das ereignet sich meistens schon in den ersten Minuten. Von da an habe ich das Gefühl, von den Menschen, die vor mir sitzen und zuhören, getragen zu werden. Von da an ist alles vollständig mühelos, die Worte kommen ganz von selbst und tragen gleichsam mein Inneres nach außen. Heutzutage sind ja Fortbildungen per Zoom fast schon die Regel, aber für mich wäre Zoom kein brauchbares Medium. Mit einem Bildschirm kann ich nicht in Beziehung treten. Mit den kleinen Bildchen der Menschen, die ich auf dem Bildschirm sehe, kann ich keinen Kontakt herstellen, ich spreche gleichsam ins Leere. Und in ganz seltenen Fällen hat mich der bestürzende Eindruck, ins Leere zu sprechen, auch schon früher überfallen. Dann hatte ich das Gefühl, dass mir die Worte im Hals steckenbleiben, dass es mir nicht gelingt, mich zu öffnen. Ich musste mich dann ganz auf mein Wissen und meine Folien verlassen und mich mühsam durch den Vortrag kämpfen. Am liebsten wäre ich davongelaufen!

So ist es mir zum Beispiel vor vielen Jahren einmal bei einem Vortrag im Kardinal König Haus ergangen. Zu diesem Vortrag kam ausgerechnet Freda Meissner-Blau, die du ja auch interviewt hast[24]: die Pionierin der Umweltbewegung und der Grünen in Österreich. Das muss zu der Zeit nach ihrer Herztransplan-

24 *Freda Meissner-Blau (2014): Die Frage bleibt. 88 Lern- und Wanderjahre. Im Gespräch mit Gert Dressel. Wien: Amalthea.*

tation gewesen sein. Und ausgerechnet einen Tag vor diesem Vortrag bekam ich einen Blasenkatarrh. Ich hatte ziemlich starke Schmerzen, und außerdem musste ich mein dringendes Bedürfnis, auf die Toilette zu gehen, während des ganzen Vortrags mühsam unterdrücken. Das war, glaube ich, einer der schlechtesten Vorträge meines Lebens. Niemand hat nachher irgendetwas Negatives gesagt, aber ich habe es genau gewusst. Es war alles so ledern, was ich gesagt habe, so ohne Leben. Es hat mir furchtbar leidgetan, und ich habe mich unglaublich geärgert. Gerade wenn Frau Meissner-Blau, die ich sehr bewundert habe, mir zuhört, hätte ich so gerne einen wirklich guten Vortrag gehalten.

Jetzt hast du eher eine Geschichte des Scheiterns erzählt, daher frage ich noch einmal: Gibt es auch die eine oder andere Geschichte, die für diesen Flow steht?

Ja, vor allem im Kardinal König Haus, sehr oft im Kardinal König Haus! Über viele Jahre habe ich dort in jedem Palliativlehrgang einen Halbtag oder einen ganzen Tag gestaltet. An diesen Palliativlehrgängen nahmen von Anfang an Personen aus verschiedenen Berufsgruppen teil. Das war damals ein Alleinstellungsmerkmal! Überall sonst in Europa wurden die Lehrgänge zu dieser Zeit nur für eine bestimmte Berufsgruppe angeboten. Der Großteil der Teilnehmenden kam im Kardinal König Haus aus der Pflege. Das ist eigentlich selbstverständlich, denn Pflegende sind ja auch die größte Berufsgruppe im Gesundheitswesen. Es waren aber in jedem Lehrgang auch genug Ärzte, Therapeutinnen, Sozialarbeiterinnen und auch die eine oder andere Juristin. Da waren oft sehr interessante Menschen dabei. Viele, vor allem Teilnehmerinnen und Teilnehmer an den ersten Lehrgängen, leiteten später Palliativstationen und Hospize.

Und dann, nach etlichen Jahren, als ich schon in Pension war, wurde ich auch von der Ärztekammer in ihre Palliativlehrgänge eingeladen, die selbstverständlich nur für die Ärzteschaft veranstaltet wurden. Ich ahnte, dass mich dort eine gewisse Missachtung erwartet - nicht von den Teilnehmenden, die waren in der Mehrzahl neutral, aber von einem Teil der Veranstalter. Sehr alte Menschen, vor allem Menschen mit Demenz kamen ja immer noch nicht in der Palliativmedizin vor und daher auch nicht in den Palliativlehrgängen. Das Hauptaugenmerk lag noch immer auf Krebspatientinnen und -patienten, in zweiter Linie auch auf von neurologischen Erkrankungen Betroffenen. Das ist übrigens bis heute so.

Da fällt mir wieder eine Begebenheit aus den 1990er Jahren ein: Ich war von der Mundipharma zur Limburger Palliativwoche, einer großartigen Palliativfortbildung, eingeladen worden. Die Vortragenden gehörten zur Crème de la Crème der Palliativmedizin. Ich freute mich sehr, dabei sein zu dürfen. Die Leitung des Kurses hatte Eberhard Klaschik, der Inhaber des ersten Lehrstuhls für Palliativmedizin in Deutschland. Klaschik war sehr nett, er hat mit allen, die teilnahmen, ein Gespräch geführt - es waren ja nicht sehr viele, vielleicht 17 oder 18, und die meisten Teilnehmenden waren Männer. Er hat alle gefragt, was sie beruflich machen und warum sie diesen Kurs besuchen. Die meisten waren Onkologen oder Anästhesisten. Klaschik hat natürlich auch mich gefragt. „Ich komme aus einem Wiener Pflegeheim", habe ich geantwortet. Außer mir kam selbstverständlich niemand aus einem Pflegeheim. Klaschik lächelte mich freundlich an: „Interessant, und was machen Sie dann hier?" Klaschik hat später die Bedeutung der Palliativarbeit in der Geriatrie erkannt und mich sehr geschätzt. Aber damals war der Gedanke, dass alte Menschen gegen Ende ihres Lebens palliativbedürftig sein könnten, noch eine einigermaßen exotische Angelegenheit. Und dass Demenzerkrankte palliativbedürftig sind, wurde lange Zeit von fast allen Palliativmedizinern vehement bestritten. Eine Ausnahme war Gian Domenico Borasio. Kaum hatte er meinen ersten Vortrag gehört, war er schon begeistert und fand die Idee mit der Geriatrie einfach gut.

Und Jahre später hat dich die österreichische Ärztekammer zu ihrem Palliativmedizin-Lehrgang eingeladen.

Ja, und ich weiß bis heute nicht, warum sie mich dann doch eingeladen hat! Ich war damals schon eine erfahrene und erfolgreiche Vortragende und habe mir gedacht: „Jetzt zeige ich es euch!" Das war ein guter Motor, und außerdem hatte ich auch noch Glück mit den Teilnehmenden: Es war es eine ausgesprochen nette und an dem Thema interessierte Gruppe. Schon mein erster Vortrag ist wirklich super gelaufen. Nach ungefähr zwei Jahren wurde ich dann für einen halben Tag eingeladen, und das war sehr viel, denn der Lehrgang war insgesamt kurz, viel zu kurz, bedeutend kürzer als vergleichbare Lehrgänge in Deutschland oder als der Lehrgang im Kardinal König Haus. Die Deutschen hatten einen 160-Stunden-Kurs und lehnten es ab, den österreichischen Lehrgang ernst zu nehmen.

Von Anfang an wurde ich auch zu Palliativlehrgängen in Niederösterreich, Oberösterreich und Salzburg eingeladen, die nach dem Konzept des interdisziplinären Lehrgangs im Kardinal König Haus konzipiert waren. Und es gab schon seit vielen Jahren einen zweijährigen Geriatrielehrgang, den ich selbstverständlich auch besucht hatte. In diesem Lehrgang wurde Palliative Care etwa bis zur Jahrtausendwende nicht einmal erwähnt. Später wurde ich dann zu jedem Lehrgang eingeladen, um einen Vortrag zu halten. Es war immer nur ein Vortrag von 50 Minuten und nicht mehr - aber es war immerhin ein Anfang.

Das klingt jetzt so, als wäre ich sehr viel in Österreich unterwegs gewesen, dabei gab es in Österreich am allerwenigsten Nachfrage. Wenn es nur Österreich gegeben hätte, hätte man in der Zeit, nachdem ich in Pension gegangen war, fast denken können, dass die Palliative Geriatrie nach einem kurzen Hoch wie ein Stein im Wasser untergegangen ist. Die meisten Einladungen zu Vorträgen und Seminaren kamen sehr bald aus Deutschland. Ich war aber auch wiederholt in der Schweiz, in Liechtenstein, Luxemburg und ziemlich oft in Südtirol. Dazu hat ganz sicher das Buch ‚Alt, krank und verwirrt' beigetragen. Die erste Auflage war ja nach einem Jahr ausverkauft. Dann gab es die zweite und 2009 bereits die dritte Auflage, also nur sieben Jahre nach der Erstveröffentlichung. Ich glaube, ich war in ganz Deutschland unterwegs, von Kiel und Sylt ganz im Norden bis nach München im Süden. Auch in einigen deutschen Palliativkursen für Ärztinnen und Ärzte habe ich einen Tag Palliative Geriatrie gestaltet.

Also, insgesamt waren das schon bedeutsame Meilensteine für die Anerkennung der Palliativen Geriatrie als wesentlicher Teil der Geriatrie und der Palliative Care. Das Gedankengut verbreitete sich ziemlich rasch nach dem Schneeballprinzip. Und mein Wanderpredigertum machte mir grundsätzlich auch viel Freude. Allerdings wurde es manchmal schon mühsam, jede Woche mindestens einmal irgendwo hinzufliegen oder zum Beispiel für nur einen Tag nach Norddeutschland zu reisen. Immerhin ging ich ja damals auch schon auf die 70 zu! Außerdem habe ich gemerkt, dass ich aufpassen muss und nicht alles zusagen kann, weil ich dann gar nicht mehr zur Ruhe komme. Manchmal bin ich mir vorgekommen wie ein Turnierpferd, das nach dem Sprung über eine hohe Hürde sofort wieder zum nächsten Sprung ansetzen muss. Wenn man ununterbrochen unterwegs ist, von einer Vorbereitung in die nächste, von einer Flugreise in die andere, von einem Hotel in das andere fällt, kann die Freude verloren gehen. Ich habe es auch nie gemocht, zwanzig Mal, wenn möglich auch noch in kurzen Abständen, zum gleichen Thema zu sprechen. Mir ist es zwar immer wieder gelungen, neue Facetten zu finden, aber es gibt Basics, um die man bei bestimmten Themen kaum herumkommt, und dann wiederholen sich fast von selbst Standardaussagen, die ich schon gefühlte hundert Mal genauso vorgebracht habe.

Wie von einer Kassette abgespielt.

Genau! Aber das wollte ich nicht. Die meisten Zuhörenden hörten diese Sätze zwar zum ersten Mal, aber ich habe mich damit einfach nicht wohl gefühlt.

Jetzt hattest du ursprünglich damit begonnen, über Schmerztherapie zu referieren. Die Inhalte deiner Vorträge und deiner Fortbildungen änderten oder erweiterten sich aber?

Ja, im Laufe der Zeit habe ich mich in meinen Vorträgen immer mehr auch anderen Themen zugewandt, allen voran der Kommunikation – das ist bis heute mein Lieblingsthema, weil Kompetenz in Kommunikation die Kernkompetenz der Arbeit mit sehr alten Menschen ist. Ich habe aber auch sehr oft und gern über ‚die kleine Ethik', also das ethische Verhalten im Alltag und über ethische Entscheidungen am Lebensende gesprochen, aber auch über ablehnendes Essverhalten oder die Betreuung und Begleitung Sterbender. In den letzten Jahren, bevor ich meine Vortragstätigkeit beendete, standen in meinen

Vorträgen vor allem Menschen mit Demenz und demenzspezifische Probleme im Mittelpunkt, weil es immer mehr demenzkranke Menschen gegeben hat: in den Heimen und ebenso in der ambulanten Pflege.

Mir war damals schon klar, dass in absehbarer Zeit das Gros der Menschen, das in Heimen betreut wird, demenziell erkrankt sein wird. Mittlerweile ist das auch längst der Fall; gut und gern 80 Prozent der Menschen in den Heimen sind demenzkrank. Ein großer Teil von ihnen ist auf Dauer zu Hause nur schwer zu betreuen. Schon in meinen aktiven Zeiten im Geriatriezentrum hat es mich furchtbar geärgert, wenn jemand gesagt hat: „Die ist ins Heim abgeschoben worden." Ich weiß ganz genau, wie schwer es fast allen - nicht allen, aber fast allen - fällt, Mutter oder Vater, Ehemann oder Ehefrau in ein Heim zu geben. Die meisten Angehörigen bemühen sich jahrelang aufopfernd darum, die Betroffenen weiter zu Hause zu betreuen, auch wenn sie selbst schon längst fix und fertig sind. Sehr oft ist es zu Hause wirklich nicht mehr möglich, vor allem bei Demenzkranken, die du nicht eine Sekunde allein lassen kannst, weil sie vielleicht den Wasserhahn aufdrehen, darauf vergessen und das Wasser stundenlang laufen lassen oder in der Küche hantieren und versehentlich das Haus anzünden. Die Betreuung eines Menschen mit fortschreitender Demenz ist in sehr vielen Fällen eine schwierige, körperlich und psychisch extrem fordernde Aufgabe und daher auf Dauer von einem Menschen alleine nicht zu leisten.

Die Mehrzahl der Demenzkranken ist zudem hochbetagt und multimorbid und braucht kontinuierliche pflegerische und ärztliche Hilfe. Die ambulante Pflege ist hier sehr hilfreich, kann aber ein leistungsfähiges familiäres Sorgenetz nicht ersetzen. Da es dieses Sorgenetz sehr oft nicht gibt, muss die ganze Arbeit dann von einer Person geleistet werden, die nicht selten selbst schon betagt ist! Auch eine Caring Community ist kein Allheilmittel und kann - falls es sie dort überhaupt gibt, wo sie gebraucht würde - nicht alles kompensieren, auch wenn das manche behaupten. Menschen mit Demenz sind zum Beispiel außerordentlich sensibel, so empfindlich wie ein Ei ohne Schale. Sie sind auf eine seelisch und kommunikativ kompetente Betreuung angewiesen, um ein gutes Leben zu haben. Demenzkranke sind selbst geradezu Weltmeister auf der Gefühlsebene, und nur dort können wir sie auch abholen und ihnen begegnen! Die kompetente Betreuung rund um die Uhr, wie sie sehr viele Demenzkranke bräuchten, ist zu Hause nur in Ausnahmsfällen zu erbringen, denn sie erfordert auf jeden Fall mehr als zwei Hände und ein gerütteltes Maß an fachlicher und menschlicher Kompetenz.

Und in Pflegeheimen gibt es diese Kompetenz? Oder anders gefragt: Gibt es das, was du gemeinsam mit deinen Kolleginnen und Kollegen im Geriatriezentrum am Wienerwald etabliert hattest, auch in anderen Pflegeheimen oder Geriatriezentren?

Sagt dir der Name Gerda Graf etwas? Sie ist nicht nur eine Pionierin der Hospizbewegung, sondern hat auch als Geschäftsführerin die Wohnanlage Sophienhof in der Nähe von Köln geleitet. Dorthin war ich einmal zu einem Fortbildungstag eingeladen. Das Haus war fantastisch und hat mich total beeindruckt. Ich habe dort eine Station besucht und habe sofort gesehen: Die großteils dementen Menschen hier nehmen am Leben teil, sie sind entspannt, fühlen sich sicher und geborgen, freuen sich am Leben, und die Pflegenden plaudern mit ihnen auf Augenhöhe. Ich hab‘ mich so gefreut, dort zu sein! Leider Gottes kam es - vielleicht ein oder zwei Jahre später - zu einem Trägerwechsel und damit war Gerda Graf Geschichte. Später hat sie mir erzählt, dass schon ein halbes Jahr nach ihrem Abgang fast nichts mehr so war wie vorher.

Der Besuch in der Wohnanlage Sophienhof hat mir neuerlich bewiesen, dass Palliative Geriatrie umsetzbar, dass sie lebbar ist. Allerdings gibt es dafür Voraussetzungen: Das Betreuungskonzept muss als Mehrwert erkannt, durch Aus- und Fortbildungen des Personals ermöglicht, von einer flachen Hierarchie getragen und von der Führung gewollt werden. Das merkt man ja auch in den Heimen der Caritas Socialis in Wien. In einem von ihnen, das ich näher kenne, gibt es ebenfalls eine Gerda, nämlich die Gerda Schmidt. Du brauchst keine besondere Sensibilität, um, wenn du dort hinkommst, zu spüren, dass es den dort betreuten Menschen gut geht. Das Personal ist sichtlich motiviert und durchgehend sehr gut ausgebildet. Beides hängt weitgehend von der Führung ab. Alle Mitarbeitenden sind in Mäeutik geschult - einer Methode, die der Validation ähnlich ist, die aber auch die Gefühle und Bedürfnisse der Pflegenden stärker im Blick hat. Dazu kommen noch eine Grundausbildung in Validation und laufende Palliativschulungen. Diese Ausbildungen müssen alle, die dort arbeiten, haben; das ist das A und O. Denn wenn man nie gelernt hat, mit schwierigen Aufgaben wirklich kompetent umzugehen, dann nützt das offenste Herz nichts, du machst, wenn es einmal schwieriger wird, auf jeden Fall etwas falsch.

Magst du das an einem Beispiel verdeutlichen?

Wenn ich zum Beispiel als wohlmeinende, aber nicht entsprechend geschulte Ärztin eine fortgeschritten demenzkranke Patientin untersuchen möchte, gehe ich selbstverständlich sehr freundlich und zugewandt zu ihr, denn ich meine es ja sehr gut. Ich gehe zu ihrem Bett und sage: „Grüß Gott, Frau Huber!“ Frau

Huber nimmt das gar nicht zur Kenntnis, sie hat ihren Familiennamen längst vergessen. Ich sage: „Frau Huber, ich bin die Frau Doktor Kojer, und ich habe gehört, dass Ihnen der Bauch wehtut. Darf ich mir Ihren Bauch jetzt anschauen?“ Die Frau Huber hat meine lange Erklärung nicht verstanden und schaut mich nicht einmal an. Ich beuge mich zu ihr, schlage die Decke zurück und lege meine Hände auf ihren Bauch. Frau Huber fängt zu schreien an und stößt mich weg. Aber ich muss sie ja untersuchen, ich habe doch erfahren, dass sie immer wieder aufschreit und sich dabei mit schmerzverzerrtem Gesicht zusammenkrümmt. Vielleicht handelt es sich ja nur um starke Blähungen, aber es könnte auch etwas Akutes, vielleicht sogar Bedrohliches dahinterstecken. Ich setze mich zu Frau Huber, sage freundlich: „Keine Angst, ich tu ihnen nicht weh, ich möchte nur ihren Bauch anschauen“ – und versuche nochmals an den Bauch heranzukommen. Und beim dritten vergeblichen, von zunehmendem Geschrei begleiteten Versuch bin ich vielleicht schon ein bisschen weniger freundlich und geduldig. Schließlich wende ich mich dann an eine Pflegekraft: „Schwester Monika, bitte helfen Sie mir, ich schaffe es allein nicht, den Bauch zu untersuchen.“ Ich brauche dann eine, eventuell sogar zwei Personen, die die arme Frau Huber festhalten, damit ich eine Chance habe, ihren Bauch zu untersuchen. Leider gelingt mir das auch mit dieser tatkräftigen Unterstützung nicht, denn Frau Huber schreit mittlerweile wie am Spieß und spannt dabei ihren Bauch so stark an, dass an eine ordentliche Untersuchung nicht mehr zu denken ist. Was bleibt mir jetzt übrig? Ich bin doch eine gewissenhafte Ärztin und möchte nichts übersehen. Ich gehöre auch nicht zu den Ärztinnen, die eine Patientin wegen nichts und wieder nichts sedieren. Aber welche andere Option habe ich? „Ich muss ihr leider zuerst etwas geben“, sage ich bedauernd, „damit sie ruhig wird und sich entspannen kann, sonst kann ich sie nicht untersuchen.“

Aber wenn ich Erfahrung mit Demenzkranken habe und vor allem, wenn ich mit ihnen validierend in Beziehung treten kann, informiere ich mich, ganz besonders, wenn ich Frau Huber noch nicht kenne, zuerst bei einer Pflegekraft über sie. Und wenn ich erfahre, dass sie fortgeschritten dement ist, frage ich „Wie heißt sie denn mit dem Vornamen?“ - „Maria“. Ich weiß dann nämlich schon, dass so gut wie alle Menschen mit weit fortgeschrittener Demenz sich nur mehr mit ihrem Vornamen, gegebenenfalls auch mit dem Kosenamen, den sie als Kind einmal hatten, identifizieren. Deshalb - und nicht etwa aus Respektlosigkeit - werde ich Frau Huber mit dem Vornamen ansprechen. Ich werde mich zu ihr aufs Bett setzen und sagen: „Hallo, Grüß Gott, Mitzi.“ Früher war der Vorname Maria sehr häufig und fast alle Marias wurden von ihren Freunden und Verwandten Mitzi genannt. Heute sagt kein Mensch mehr Mitzi, aber in der Jugend der alten Damen war dieser Kosenamen in Wien allgemein üblich. Ich werde mich auch nicht vorstellen, das ist in dieser Phase der Demenz nicht mehr sinnvoll, sondern sie gleich mit weicher und warmer Stimme ansprechen. Ob sie meine Worte versteht, ist nicht so wichtig, Stimme und Tonfall transportieren meine Haltung und meine Zuwendung zu der alten Dame. Ich werde sie anlächeln und sanft an einer Schulter berühren, dann mit der zweiten Hand auch die andere Schulter berühren und so den Kreis der Beziehung schließen. Dabei komme ich Frau Huber sehr nahe, viel näher als allgemein üblich und versuche mit ihr Blickkontakt zu bekommen. Um in Kontakt zu kommen, muss man sich ein bisschen Zeit nehmen, auch dann, wenn man eigentlich keine Zeit hat. Mit Hauruck geht bei alten Menschen gar nichts, vor allem nicht bei Demenzkranken. Hauruck hat im Übrigen - ob jung oder alt - kein Mensch gern. Nicht einmal beim Friseur mag man das und beim Arzt schon gar nicht. Die ganze Zeit über werde ich genau darauf achten, wie Frau Huber reagiert, ob sie noch angespannt und ängstlich wirkt oder sich entspannt, mich anschaut und zeigt, dass sie allmählich Vertrauen zu mir fasst. Wenn das gelingt, wird alles Weitere wesentlich leichter gehen.

Wie gesagt, Menschen mit Demenz sind Weltmeister auf der Gefühlsebene. Sie sind uns Normaldenkern in dieser Hinsicht weit überlegen und erkennen ganz schnell, ob wir ihnen mit echter Zuwendung begegnen oder unsere Gleichgültigkeit nur unter gespielter Freundlichkeit verbergen, wie eine aufgeklebte Briefmarke, die sich vom Umschlag löst, wenn du diesen ins Wasser legst.

Sind diese seelischen und kommunikativen Kompetenzen, wie du das genannt hast, inzwischen die Regel oder doch eher eine Ausnahme in Pflegeheimen?

Soweit ich es beurteilen kann – und ich kann es nicht mehr wirklich gut beurteilen –, befürchte ich, dass wir momentan sogar Rückschritte erleben. Das tut mir richtig weh. Zwar ist zumindest eine kurze Basisschulung in Validation mittlerweile in sehr vielen Pflegeheimen die Regel, aber das allein reicht nicht, wenn die Gesamtatmosphäre am Arbeitsplatz nicht stimmt. Außerdem: Der Beruf der Altenpflege hat noch immer ein viel zu geringes soziales Prestige und die Arbeit, die dort Tag für Tag erbracht wird, wird viel zu wenig wertgeschätzt. Nicht selten heißt es, das kann doch jede Hausfrau machen – dass ich nicht lache! Um einen alten, oft steifen, schwer beweglichen, hochbetagten Menschen gut zu pflegen, braucht es ein großes Maß an Kompetenz. Das schaue ich mir an, wie eine x-beliebige Hausfrau das alles macht! Es wurde sogar schon erwogen, Langzeitarbeitslose, die selbst oft verzweifelt und ausgebrannt sind, zur Betreuung dieser hochsensiblen und weitgehend wehrlosen Menschen abzustellen. Weil man froh ist, wenn man überhaupt jemanden findet, wird momentan angestellt, wer auch immer zwei Hände, zwei Füße und einen Kopf hat. Aber das genügt in keinem Beruf- und schon gar nicht für die Betreuung hilfloser Demenzkranker! Und die Nicht-Demenzkranken, die heutzutage in den Heimen betreut werden, sind in der Regel so schwer multimorbid, dass sie wirklich ständig professionelle Pflege und jederzeit verfügbare ärztliche Hilfe brauchen - und zwar von Ärztinnen oder Ärzten, die die alten Menschen kennen und nicht von irgendjemandem, der das Heim neben seiner Praxis betreut und daher nicht viel Zeit dafür aufwenden kann.

In meiner Pension habe ich ja nicht nur Vorträge und Fortbildungen gehalten, ich war auch in einigen Pflegeheimen ehrenamtlich tätig. Dort konnte ich sehen, wie diese Art der ärztlichen Versorgung funktioniert: Die Ärztin - nur selten ein Arzt - kommt ein bis zwei Mal in der Woche, häufig während der Mittagszeit, wenn die eigene Ordination, also die eigene Arztpraxis, geschlossen ist. Die Patientinnen und Patienten sitzen dann natürlich beim Mittagessen oder halten schon ihren Mittagsschlaf. Und wenn nicht ein Problem, zum Beispiel ein nässender und juckender Ausschlag, eine persönliche Begegnung erfordert, kommt es eigentlich kaum dazu, dass die Ärztin die Patientin sieht und mit ihr spricht. Meistens spielt sich die Visite zwischen Ärztin und Stationsleitung ab. Das schaut dann ungefähr so aus: Die Ärztin erkundigt sich danach, was los ist, und die Stationsleitung sagt: „Die Frau A. hat ein bissel Fieber, der Herr B. hat einen komischen blauen Fleck, die Frau C. hat einen Ausschlag, den sollten Sie sich anschauen, und die Frau D. ist wieder einmal viel zu unruhig, der müssen wir was geben. Und beim Herrn F. sollten die Augentropfen gestrichen werden, die braucht er nicht mehr." Alles, was möglich ist, wird gleich im Sozialraum oder im Zimmer der Stationsleitung am Computer erledigt. Die Ärztin schreibt, was zu schreiben ist, und geht, falls erforderlich, zu einer oder zwei Patientinnen, zum Beispiel wenn jemand Fieber, einen Ausschlag oder Kreislaufprobleme hat. Aber das ist natürlich keine Visite, wie ich sie verstehe, und daher fällt naturgemäß manches unter den Tisch! Man kann den Zustand eines sehr alten Menschen mit vielen körperlichen und seelischen Baustellen nur dann wirklich gut beurteilen, wenn man diesen Menschen, seine Geschichte und seine Reaktionen kennt. Wie sollst du denn sonst wissen, ob die alte Dame oder der alte Herr immer so ist oder ob sich etwas Wesentliches verändert hat? Sehr selten wird so etwas von den tatsächlich mit der Patientin befassten Pflegekräften mitgeteilt, zumal man ja als Ärztin meist nur mit der Stationsleitung zu tun hat, und die muss heutzutage fast nur mehr beim Computer sitzen, aber dafür kann sie nichts.

Dazu fällt mir gerade die Geschichte von Fräulein Lilli ein, einer hochbetagten Dame, die ich als ehrenamtliche Mitarbeiterin kennengelernt habe. Fräulein Lilli war unverheiratet und bestand deshalb darauf, Fräulein genannt zu werden. Sie lebte damals schon seit mehr als zwei Jahren im Heim. Trotz ihrer bereits fortgeschrittenen Demenz – sie wusste zum Beispiel nicht, wo sie war, hatte keine Ahnung, wie alt sie war, und erkannte ihre Angehörigen oft nicht – beeindruckte sie mich durch ihre klugen Antworten, ihre Schlagfertigkeit und vor allem durch ihre Sprachkenntnisse. Sie beherrschte noch immer sieben Fremdsprachen fließend, darunter Ungarisch, das ihre Lieblingssprache war, Tschechisch und Russisch. Wir fanden rasch eine herzliche Beziehung zueinander, auch wenn ich jeden Tag erst herausfinden musste, wen sie gerade in mir sah: eine nahe Angehörige, eine alte Schulfreundin, oft auch ein junges Mädchen, das sie sehr mochte und dem sie Ungarisch beibringen wollte.

Fräulein Lilli war, als ich sie kennenlernte, 95 Jahre alt. Es wunderte daher niemanden sehr, als sie allmählich immer müder wurde, nicht mehr essen wollte und schließlich nicht mehr aus dem Bett kam. Doch der zuständige Arzt erwog, ihr im Krankenhaus eine PEG-Sonde setzen zu lassen, damit sie wieder zu Kräften kommen konnte. Fräulein Lilli hatte eine Nichte, die sich sehr liebevoll um sie kümmerte und mich nun anflehte, alles zu tun, um das zu verhindern. Ihre Tante sollte in Ruhe im Heim sterben dürfen. Ich bat die Stationsleitung, in die Dokumentationsmappe Einblick nehmen zu dürfen, schaute mir zuerst die Medikation an und traute meinen Augen nicht! Fräulein Lilli bekam nämlich so gut wie ausschließlich beachtliche Dosen von mehreren sedierenden Medikamenten! Auf meine erstaunte Frage berichtete die Stationsleitung, dass Fräulein Lilli am Anfang ein sehr herausforderndes Verhalten gezeigt hatte. Sie verließ mehrmals täglich die Station, lief auf die Straße, schrie und schlug heftig um sich, wenn man sie zurückholte. Damals wurden ihr die dämpfenden Medikamente in steigender Zahl und Dosis verordnet und von da an fast zwei Jahre lang unkritisch weiter verabreicht, auch wenn Fräulein Lilli schon längst nicht mehr davonlaufen wollte. „Wie war das möglich?“, fragte ich entsetzt. Die Stationsleitung zuckte die Schultern: „Na ja, es ging ihr ja gut, ihr Blutdruck war normal, und sie war auch nie ernsthaft krank.“ Der Arzt hatte daher nichts mit ihr zu tun und schaute offenbar nie in ihre Dokumentationsmappe. Mit zunehmendem Alter und nachlassenden Kräften konnte Fräulein Lilli die massive Sedierung nicht mehr so einfach wegstecken. Kein Wunder! Um die lange Geschichte abzukürzen: Die Medikamente wurden schrittweise abgesetzt. Fräulein Lilli starb nicht, sie wurde sogar allmählich wieder ganz munter, stand auf, begann wieder normal zu essen und wanderte vergnügt auf der Station herum. Als ich ein gutes Jahr später das Heim verließ, ging es ihr noch immer für ihr Alter ausgezeichnet.

Jetzt sehe ich Pflegeheime ja nur mehr von außen und weiß nicht mehr wirklich, wie es in ihrem Inneren zugeht. Aus dem, was mir Pflegende und Angehörige erzählen, habe ich aber den Eindruck, dass in vielen Heimen eine sehr angespannte Atmosphäre herrscht, die Engagement und Freude an der Arbeit nicht gerade begünstigt. Kein Wunder: Die Knappheit an personellen Ressourcen ist so drückend geworden, dass das Pflegepersonal nur mehr gehetzt durch den Tag rennt und schaut, dass das Dringendste irgendwie erledigt wird. Unter diesen Gegebenheiten kann man wirklich nicht erwarten, dass Schwestern und Pfleger noch große seelischen Ressourcen wie Geduld, Mitgefühl und herzliche Zuwendung mobilisieren können, die die alten Menschen, die sie betreuen, aber dringend bräuchten.

Kommen wir doch noch einmal zurück zu deinem Wanderpredigertum, wie du das selbst genannt hast. Welche Erfahrungen sind dir da noch wichtig?

Was zwar nur bedingt zum Thema Wanderpredigertum passt, aber für mich ganz wichtig war und immer noch ist: 2004, also kurz nach meiner Pensionierung, hat die deutsche Robert Bosch Stiftung die Idee geboren, ein kleines Palliativ-Curriculum – das Curriculum Palliative Praxis, wie es dann letztlich genannt wurde[25] – in Auftrag zu geben. Die Grundidee war, den gesundheitlichen und seelischen Bedürfnissen alter Menschen, die im Heim leben und sterben, besser Rechnung zu tragen – vor al-

25 *https://www.bosch-stiftung.de/de/publikation/curriculum-palliative-praxis*

lem Menschen mit Demenz. Dazu sollten Personen zu Moderatorinnen und Moderatoren ausgebildet werden, damit sie im Anschluss in der Lage sind, Mitarbeiterinnen und Mitarbeiter von Pflegeheimen inhaltlich und methodisch nach diesem Curriculum zu unterrichten. Heute würde man dieses Programm ‚Train the Trainer' nennen.

Ich freute mich, dass ich dazu eingeladen wurde, an der Entwicklung dieses Curriculums mitzuwirken. In der ersten Sitzung der Projektgruppe habe ich die anderen Mitwirkenden, darunter den Methodenfachmann Ulf Schwänke, kennengelernt. Ulf ist Erziehungswissenschaftler und Dozent an der Universität Hamburg. Er ist methodisch sehr gut beschlagen hat auch viel schöpferische Fantasie! Wie ich erst später herausfand, ist er außerdem auch ein talentierter Maler. Die Bilder in meiner Wohnung sind alle von ihm. Mit der Zeit stellte sich heraus, dass wir ein gutes Team sind und wunderbar zusammenarbeiten können. Ich habe wahnsinnig viel von Ulf gelernt, und wir sind bis heute sehr gut befreundet.

Letztlich waren wir beide die Maßgeblichen, die diesem Curriculum Palliative Praxis ihren Stempel aufgedrückt haben. Dazu musst du wissen: In der Arbeitsgruppe, die das Curriculum erarbeiten sollte, waren mehrere Palliativmediziner, aber ich war die einzige Geriaterin. Die mitarbeitenden Pflegekräfte waren zwar alle erfahren und bestens in Palliative Care geschult, aber von ihnen kam keine aus der Geriatrie! Bei manchem Vorschlag, der von einem Arzt vorgebracht wurde, konnte ich wirklich nur den Kopf schütteln. Zum Beispiel: die Forderung, dass man in den Heimen unbedingt dunkle Handtücher braucht, um eine Massenblutung zu stillen, ohne die Betroffenen und andere Anwesende durch den Anblick des vielen Blutes zu sehr zu ängstigen. Aber weißt du, manche schwere Komplikationen kommen bei sehr alten Menschen so gut wie nie vor, vielleicht einmal in hundert Jahren. Wir hatten viele Schwerstkranke in prekären Situationen zu betreuen, aber in all den Jahren nur ein einziges Mal einen Patienten, bei dem das Auftreten einer Massenblutung zwar nicht wahrscheinlich, aber doch möglich gewesen wäre. Zum Glück ist es nicht dazu gekommen. So etwas passiert natürlich relativ häufig auf einer Onkologie, aber nicht in einem Pflegeheim. Richtige Palliativpatienten und -patientinnen waren für die Palliativmedizin noch immer – und darüber habe ich ja schon vorher erzählt – fast nur an Krebs Erkrankte.

Die Sache mit den dunklen Handtüchern ist wirklich nur ein kleines Beispiel für die inhaltlichen Anforderungen an das Curriculum, die einige Palliativmediziner der Arbeitsgruppe mit Elan vorbrachten. Man kann die Palliative Care, die für onkologische Patientinnen und Patienten gut und richtig ist, nicht eins zu eins für die alten Menschen übernehmen, die wir in der Palliativen Geriatrie betreuen. Vieles davon braucht man überhaupt nicht, dafür aber sehr viel anderes, das in der Palliativmedizin üblicherweise nicht benötigt wird. Zum Beispiel brauchst du für die meisten Krebspatientinnen und -patienten keine Kenntnisse in Validation, aber Ärztinnen und Ärzte brauchen Validation, wenn sie mit demenzkranken Menschen zu tun haben. Selbstredend haben auch Demenzkranke nicht selten Krebs oder andere schwere Erkrankungen. Das eine schließt das andere ja nicht aus. Aber auch demenzkranke Krebspatientinnen und -patienten sind in einem Pflegeheim mit palliativ-geriatrischer Kompetenz in der Regel besser aufgehoben als auf einer Palliativstation.

Und ein Mitglied der Arbeitsgruppe hätte die medikamentöse Schmerztherapie am liebsten fast über das ganze fünftägige

Curriculum ausgeweitet. Der Schmerz, gerade auch der oft unerkannte und unterbehandelte körperliche Schmerz, ist ein großes Thema in der Palliativen Geriatrie und auch mir besonders wichtig. Das ist gar keine Frage, darüber habe ich ja bereits ausführlich erzählt. Aber dass man fast nur mehr über Schmerztherapie redet ... Ich habe mich dagegen jedenfalls energisch verwehrt und bin damals regelrecht militant geworden. Das werde ich selten, zornig vielleicht schon, aber doch nicht richtig aggressiv! Damals habe ich letztlich mit Nachdruck festgestellt: „Entweder er oder ich!"

Und du bist es letztlich gewesen. Denn du hast, wie du vorher ja gesagt hast, gemeinsam mit Ulf Schwänke dem Curriculum den Stempel aufgedrückt.

Ich muss dir sagen, dass es nicht nur schön war, mit Ulf das Curriculum zu entwickeln, sondern auch, wie es sich in der Folge ergab, mit ihm gemeinsam viele Schulungen für Moderatorinnen und Moderatoren durchzuführen. Das war eine wirklich tolle, uns beide bereichernde Zusammenarbeit!

Was war daran so toll?

Wir hatten jedes Mal fünf Tage lang eine Gruppe von aufnahmebereiten Menschen, die sich für Palliativarbeit in der Geriatrie und besonders auch für Demenz interessierten und etwas lernen wollten. Nicht alle, die teilnahmen, waren besonders angenehm oder leicht zu überzeugen - das war eine zusätzliche Herausforderung. Und jeder Kurs war immer eine neue Herausforderung, weil die Teilnehmenden ja nicht dieselben waren. Und da jede Gruppe anders war, zwang uns das, unser Programm den jeweiligen Bedürfnissen anzupassen. Daher besprachen wir jeden

Abend, wie der Tag gelaufen war und was wir ein anderes Mal besser machen könnten, und bereiteten uns sorgfältig auf den nächsten Tag vor.

Zu dem Erfolg des Curriculums hat vor allem die Storyline-Methode beigetragen, die Ulf bei einem Dozentenaustausch mit der Universität Glasgow kennengelernt hatte. Ohne die Storyline-Methode wäre das Curriculum nie so gut geworden, sie war und ist bis heute das tragende Element.

Wie kann man sich die Storyline-Methode vorstellen?

Es ist so: In einer Storyline folgen die Inhalte nicht systematisch aufeinander, sie ergeben sich aus der einfachen, lebensnahen Geschichte einer demenzkranken alten Frau. Im Zuge des Workshops wird diese Geschichte von den Moderierenden gemeinsam mit den Teilnehmenden stetig weiterentwickelt und gibt so die Lernschritte vor, die dann mit den eigenen Erfahrungen verknüpft werden können. Das Curriculum bedient sich also einer simulierten Realität, die den Teilnehmenden, die ja alle in einem Pflegeheim arbeiten, vertraut ist. Eine von den Teilnehmenden anfangs bis ins Detail erfundene alte Frau mit Demenz steht während der fünf Tage im Mittelpunkt. Zu Beginn des Workshops gestalten die Teilnehmenden eine Collage dieser Patientin. Dazu liegen Papier, Schere, Klebstoff und Farbstifte für sie bereit. Der Vorname der Patientin, ihre Lebensgeschichte, ihre Angehörigen, Krankheiten, Vorlieben und Eigenarten werden von den Teilnehmerinnen und Teilnehmern erfunden und in Stichworten neben die Collage geschrieben. Die von der Gruppe erfundene alte Dame, nennen wir sie Frau Klothilde, ist zum Beispiel 97 Jahre alt, hat eine schon etwas fortgeschrittene Demenz und eine Herzinsuffizienz und isst besonders gern Zwetschkenknödel. Hat sie noch Angehörige? Ja, sie hat zwei Enkelkinder und einen Sohn, aber der Sohn kommt nicht zu Besuch.

So entsteht eine lebendige Geschichte, die von Tag zu Tag von den Moderierenden und der Gruppe gemeinsam weiterentwickelt wird. Wie geht es Frau Klothilde heute? Hat sich ihr Verhalten verändert? Was könnte die Ursache dafür sein? Ist die Demenz mittlerweile weiter fortgeschritten oder könnte sie Schmerzen haben? Anhand der Geschichte werden Themen wie Kommunikation, Schmerzen und ihre Behandlung, Verhaltensauffälligkeiten, ablehnendes Essverhalten und ein gutes Leben bis zuletzt gemeinsam erarbeitet. Die Schulung nimmt das Wissen und alle Vorerfahrungen der Teilnehmenden als wertvolle Beiträge mit auf. So werden die Mitglieder der Gruppe nicht belehrt, sondern lernen laufend voneinander. Dabei kommt eine bunte Vielfalt verschiedener Methoden wie Mindmaps, Partnerübungen oder Rollenspiele zum Einsatz. Was mich am Anfang so überrascht und verblüfft hat, war, dass die Teilnehmenden wirklich mit dieser alten Frau mitleben, sie schließen sie in diesen fünf Tagen richtig ins Herz. Stirbt Frau Klothilde dann am Beginn des letzten Tages, kann man die Trauer der ganzen Gruppe fast mit Händen greifen. Tröstlich ist es dann, sich gemeinsam in Erinnerung zu rufen, was wir alles für Frau Klothilde tun konnten, um ihr Leben und Sterben leichter und angenehmer zu machen. Alle sind freudig erstaunt, wie umfangreich diese Liste jedes Mal ausfällt!

Schön, wirklich schön! Das sage ich als jemand, der selber viele Fortbildungsworkshops leitet und ein großer Anhänger davon ist, die Teilnehmenden aktiv – kognitiv wie emotional – einzubinden. Aber kennst du das auch, dass dann doch so manche Teilnehmende erst einmal diesem Zugang gegenüber skeptisch sind?

Ach ja, das muss ich dir erzählen und zwar von dem ersten Kurs, den wir sozusagen als Probenummer in einem kirchlich geleiteten Heim in Heilbronn durchgeführt haben. Die Teilnehmenden waren alle Mitarbeiterinnen dieses Heims. Fast alle waren sehr interessiert und aufgeschlossen. Nur eine Stationsleitung gab sich von Anfang an gelangweilt. Wir begannen mit der Storyline-Methode, es wurde also eine Bewohnerin erfunden, es wurde ausgeschnitten und zusammengeklebt. Fast alle haben gerne mitgemacht, nur diese Stationsleitung hat uns den ganzen ersten Tag körpersprachlich mitgeteilt: „Babykram, Kindergarten, alles unter meiner Würde!“ Am zweiten Tag, zu Beginn der Mittagspause, ist sie dann zu mir gekommen und hat gesagt: „Frau Doktor, würden Sie sich eine Bewohnerin von uns anschauen?“ – „Ja gerne.“ – „Die macht den Mund nicht auf.“ Sie hatten die alte Dame von einem anderen Pflegeheim übernommen, weil die Angehörigen dort mit der Betreuung unzufrieden waren. Die alte Dame hatte vermutlich verfaulte Zähne, denn sie stank erbärmlich aus dem Mund. Da sie aber nicht dazu gebracht werden konnte, den Mund aufzumachen, konnte man nicht nachschauen, was wirklich los ist. „Vielleicht bringen Sie sie ja dazu, dass sie den Mund aufmacht?“ Also ein Test, aber ein Test mit Bosheit, quasi: „Jetzt wirst schauen, wo du bleibst.“ Und ich habe mir gedacht: „Ich armer Teufel.“

Natürlich bin ich mit ihr zu der alten Dame gegangen. Sie liegt in einem Bett, das in der Mitte eines fast leeren Raumes steht. Wirklich schrecklich, sage ich dir, so möchte ich niemals liegen müssen! Ich betrachtete einen Augenblick lang die alte Dame, die in dem rechts und links mit Steckgittern gesicherten Bett lag, die Augen geschlossen, völlig verkrampft, mit ganz verspannten Schultern und einer offenbar sehr weit fortgeschrittenen Demenz. Ich sage: „Bitte geben Sie das eine Steckgitter herunter." – „Sie können einen Stuhl haben." – „Nein danke, ich brauche keinen Stuhl, ich setze mich aufs Bett." – Ein Sakrileg, man setzt sich doch nicht auf ein Bett! „Wie heißt sie?" – „Frau X." Sage ich: „Wie heißt sie mit dem Vornamen?" – „Maria". Also wieder eine Maria. Den Vornamen musste die Stationsleitung nachschauen, sie wusste ihn nicht. Ich setze mich zu Frau Maria, sehr nah zu ihr. Der Gestank nimmt mir fast den Atem. Dann lege ich eine Hand auf ihre Brust, spüre wie sich ihre Brust hebt und senkt und atme in ihrem Rhythmus mit. Nach etwa einer oder zwei Minuten. umfasse ich mit einer Hand ihre Schulter, dann mit der zweiten auch die andere Schulter und rufe immer wieder mit weicher, warmer und zärtlicher Stimme ihren Namen: „Maria ... Maria ... Maria." Nach einer Weile fangen ihre Augenlider zu flattern an, und die Augen gehen dann für einen Moment einen Spalt weit auf. Gleichzeitig spüre ich, dass ihre Schultern weicher werden und ihr Kopf tiefer auf den Polster – auf das Kissen – zurücksinkt. Meine linke Hand umfasst weiter ihre Schulter, die andere Hand wandert langsam, ohne den Körperkontakt zu verlieren, über Hals und Hinterkopf zu ihrer Wange. Und dann spüre ich auf einmal, wie diese Hand schwerer wird: Frau Maria schmiegt ihre Wange vertrauensvoll in meine Hand. Ein beglückendes Gefühl zu spüren, dass diese alte Frau sich mir in diesem Augenblick vorbehaltlos anvertraut! Ich beginne ein bekanntes Kinderlied – ich weiß nicht mehr welches – zu summen und sage: „Jetzt geht's schon besser, viel besser." Und dann wandert meine rechte Hand behutsam von der Schulter zu den Lippen. Meine Finger streichen zunächst zärtlich rund um die Lippen herum. Ich spüre, wie die Lippen weich werden, meine Finger wandern jetzt an die Innenseite der Lippen – und der Mund geht einen Spaltbreit auf. Ich hätte mit meiner Hand in den Mund gelangen, den Mund säubern und befeuchten können. Erstaunlich: In meiner konzentrierten Zuwendung hatte ich die ganze Zeit über den Gestank nicht mehr bewusst wahrgenommen!

Dann habe ich das erste Mal aufgeschaut und gesehen, dass das ganze Stationsteam dort gestanden ist und ziemlich fassungslos dreingeschaut hat. Ich habe gesagt: „So, jetzt können wir in den Mund hineinschauen." Die Stationsleitung war von da an Feuer und Flamme für die Storyline-Methode und für die Validation. Für mich selbst war das übrigens auch ein sehr eindrucksvolles Erlebnis. Und ich sage dir auch warum: Ich hatte nämlich keine Ahnung, ob es mir gelingen wird, dass Frau Maria den Mund aufmacht.

Das Curriculum Palliative Praxis war und ist bis heute in Deutschland erfolgreich. Für Österreich haben Ulf und ich 2010 ein eigenes Curriculum erarbeitet, das sich auch an der Storyline-Methode orientiert. Wir nannten es Curriculum Palliative Geriatrie und stellten es dem Dachverband Hospiz Österreich zur Verfügung, der damals gerade das große Projekt Hospiz und Palliative Care im Pflegeheim (HPCPH) plante. Seither wird die fünftägige Schulung in Verbindung mit einem für zwei Jahre anberaumten Organisationsentwicklungsprozess durchgeführt. Das Curriculum ist von Anfang an auf allgemeine Begeisterung gestoßen. Es zu erarbeiten, hat Ulf und mir richtig Freude gemacht. Wir mussten uns von niemandem dreinreden lassen, und ich konnte die inhaltlichen Schwerpunkte allein bestimmen. Davon hat das Curriculum sehr profitiert. Karin Böck, die eine der besten Moderatorinnen ist, hat es in zahlreichen Pflegeheimen unterrichtet, unter anderem im Haus St. Barbara der Caritas in Wien. Kurz nachdem ich in Pension gegangen war, habe ich dort ein Projekt begonnen, das vom IFF-Institut für Palliative Care und OrganisationsEthik ausgewertet werden sollte. Das Projekt ist zwar aus mehreren Gründen ziemlich in die Hose gegangen, aber die Arbeit mit dem Pflegepersonal war wirklich schön und sehr erfolgreich. Viele Jahre später moderiert Karin dort das Curriculum, und ein paar Teilnehmerinnen teilen ihr gleich mit: „Das wissen wir alles. Das haben wir schon von der Frau Dr. Kojer gelernt." Karin hat mir das nachher erzählt. Auch heute werden noch viele Schulungen mit dem Curriculum Palliative Geriatrie gemacht. Wie weit sich das unter den heutigen Bedingungen tatsächlich positiv auf die Praxis in den Pflegeheimen auswirken kann, weiß ich nicht.

Wenn sich eine Fachrichtung – man kann auch sagen: eine Disziplin – verstetigt, merkt man das ja unter anderem daran, dass sich Arbeitsgruppen unter dem Namen dieser Fachrichtung gründen, dass Zeitschriften und Handbücher erscheinen und vieles mehr. Wie war bzw. ist das im Falle der Palliativen Geriatrie?

Dazu fällt mir als Erstes das Kardinal König Haus ein. Über den Modellversuch Sterbebegleitung im Geriatriezentrum am Wienerwald in den 1990er Jahren habe ich ja bereits erzählt und auch, dass Christian Metz uns damals mit den Seminaren half. 2005 oder 2006 hatte Christian Metz, damals Leiter der Abteilung Palliative Care im Kardinal König Haus, die Idee, einen palliativ-geriatrischen Arbeitskreis zu gründen, den wir dann Forum Palliative Praxis Geriatrie (FPPG) nannten. Außer Christian und mir waren Martina Schmidl, meine vormalige Kollegin im GZW, Sigrid Boschert von der Caritas, Roland Kunz aus der Schweiz, der ein fantastischer Arzt und ein großartiger Palliativgeriater ist, Monique Weissenberger-Leduc, eine diplomierte Krankenschwester und Pflegewissenschafterin mit großem Wissen und Können in Palliative Care, und Katharina Heimerl vom Institut für Palliative Care und OrganisationsEthik der IFF dabei.

Mit Katharina publiziere ich bis heute gelegentlich zusammen, vor allem aber ist sie mir zu einer ganz lieben Freundin geworden.

Zu diesem Forum Palliative Praxis Geriatrie im Kardinal König Haus gibt es übrigens eine lustige Geschichte. Magst du sie hören?

Ich werde ganz unruhig, wenn du sie mir nicht erzählst.

Gian Domenico Borasio war damals in Kontakt mit Berthold Beitz. Dir sagt dieser Name vielleicht etwas. Mir sagte der Name damals gar nichts. Die Frau von Herrn Beitz war an Demenz erkrankt, und Herr Beitz wusste nicht mehr ein noch aus. Eines Tages ruft mich Gian an: „Pass auf, dich wird der Berthold Beitz anrufen." – „Wer ist Berthold Beitz?" – „Er war der oberste Manager des Krupp-Konzerns und ist seit Jahrzehnten Vorsitzender von Vorstand und Kuratorium der Alfried Krupp von Bohlen und Halbach Stiftung. Ich hab' ihm gesagt: ‚Wenn es um Demenz geht, gibt's überhaupt nur eine hochkompetente Person in Europa, und das ist die Marina Kojer in Wien.'" – Ich war entsetzt! „Sag einmal, spinnst du!? Wie kannst du sowas sagen?" – „Weil ich davon überzeugt bin." In der Folge hat Herr Beitz mich angerufen, ich bin nach Düsseldorf geflogen, seine Tochter Susanne Henle hat mich vom Flughafen abgeholt und nach Essen gebracht. Ich habe die Therapie von Frau Beitz total auf den Kopf gestellt. Ein berühmter Professor hatte sie mit schweren, dämpfenden Medikamenten in einen wandelnden Koffer verwandelt. Bevor es dazu kam, war Frau Beitz zum Entsetzen der Familie wiederholt aggressiv auf das Personal losgegangen und hatte jede und jeden von ihnen bezichtigt, sie laufend zu bestehlen. Ihre Tochter versuchte immer wieder geduldig, ihr das auszureden, geriet dadurch aber nur in die Schusslinie und wurde selbst arg beschimpft. Ich habe schrittweise alle sedierenden Mittel gestrichen und Herrn Beitz und seiner Tochter erklärt, wie man mit einem Menschen mit beginnender Demenz umgehen soll.[26] Frau Beitz wurde in der Folge wieder munter und hatte Freude am Leben. Sie wurde von erfahrenem, gut geschultem Fachpersonal und von ihrer Tochter Susanne Henle bis zuletzt zu Hause betreut. Sie ist 94 Jahre alt geworden und hatte noch ein sehr gutes Leben.

Jedenfalls war Berthold Beitz sehr beeindruckt und fragte mich nach meinem Honorar. „Ich möchte kein Honorar", sagte ich, bat aber stattdessen um eine Spende für das Forum Palliative Praxis Geriatrie, überreichte ihm ein Papier, das die Mitglieder des Forums über ihre Arbeit verfasst hatten, und erklärte ihm, welche Aufgaben das Forum sich für die nächsten Jahre gestellt hat. Kurz darauf landete eine unerwartet große Spende für das Forum im Kardinal König Haus. Damit waren wir in der Lage, viele unserer Projekte zu verwirklichen. Ich kann bis heute nicht fassen, dass es mir gelungen ist, so viel Geld aufzutreiben, denn an und für sich bin ich ja der untüchtigste Mensch auf der Welt, wenn es um Geschäfte geht.

Obwohl, bei der Mundipharama warst du ja auch erfolgreich...

Das stimmt. Es liegt vielleicht daran, dass das Geld nicht für mich war, sondern dass es in beiden Fällen um eine Sache ging, die mir sehr am Herzen lag.

Aber was mir zu deiner vorherigen Frage zur weiteren Verbreitung der Palliativen Geriatrie noch einfällt: Martina Schmidl und ich hatten die Idee, nach ‚Alt, krank und verwirrt' ein zweites

26 Vgl. dazu Kap. 3 in diesem Buch.

Buch herauszugeben und zwar mit dem Schwerpunkt Demenz in der Palliativen Geriatrie. Martina arbeitete damals noch immer als Oberärztin an meiner früheren Abteilung, und ich war intensiv ehrenamtlich in einem Pflegeheim tätig. Das Buch sollte – anders als ‚Alt, krank und verwirrt' – hauptsächlich Fachpersonen ansprechen. Um das ganze Spektrum abzudecken, luden wir eine Reihe von Autorinnen und Autoren ein, darunter auch einige unserer alten Mitarbeiterinnen aus dem GZW: Susi Pirker, die gemeinsam mit ihrem Mann einen Beitrag schrieb, Snezana Lazelberger, Ursula Gutenthaler und die Ergotherapeutin Andrea Stöckl. Dazu kamen aus der Pflege Monique Weissenberger-Leduc und der Altenpfleger Dirk Müller aus Berlin, auf den ich noch zurückkommen will, die Validationsexpertin Gunvor Sramek, die Mitglieder des Forums Katharina Heimerl, Roland Kunz und Sigrid Boschert sowie der bekannte Gerontologe Andreas Kruse, der langjährige Direktor des Instituts für Gerontologie an der Universität Heidelberg. Die erste Ausgabe von ‚Demenz und Palliative Geriatrie in der Praxis' kam 2011 heraus, die zweite 2016 und die dritte, um einige Kapitel erweiterte Ausgabe ist erst kürzlich, 2022, erschienen. Bei dieser Auflage ist neben Martina und mir auch Katharina Heimerl Mitherausgeberin.[27] Alle drei Ausgaben – und übrigens auch die dritte und vierte Auflage von ‚Alt, krank und verwirrt' – hat dankenswerterweise mein Freund Ulf Schwänke lektoriert. Weißt du: Auch bei diesem Buch lag die Hauptarbeit bei mir, ich war ja schon in Pension. Ich habe mit den Autorinnen und Autoren korrespondiert und habe das Buch redigiert. Auch die Arbeit an diesem Buch hat mir viel Freude bereitet. Aber das große Glücksgefühl wie bei ‚Alt, krank und verwirrt' hat sich nicht mehr eingestellt. ‚Alt, krank und verwirrt' wird für mich, solange ich lebe, etwas ganz Besonderes bleiben.

27 *Marina Kojer, Martina Schmidl, Katharina Heimerl (Hg.): Demenz und Palliative Geriatrie in der Praxis. Heilsame Betreuung unheilbar demenzkranker Menschen. 3. Aufl. Berlin: Springer.*

Das kann ich gut nachvollziehen. Du hast zuvor Dirk Müller erwähnt ...

Ja, Dirk Müller! Wenn wir über die weitere Entwicklung der Palliativen Geriatrie sprechen, muss ich unbedingt auch über ihn sprechen. Dirk ist - wie erwähnt - gelernter Altenpfleger. Schon 2004 hat er, angeregt durch die Lektüre von ‚Alt, krank und verwirrt' im Rahmen des Unionhilfswerks in Berlin, das Kompetenzzentrum Palliative Geriatrie gegründet. 2006 hielten Martina und ich an der Ludwig-Maximilians-Universität in München ein dreitägiges Seminar zum Thema ‚Demenz und Palliative Care'. Dirk nahm teil und fragte uns am Ende des Seminars in seiner forschen Berliner Art: „Sagt mal, kann man euch auch mieten?" Nicht sehr lange danach habe ich ihn als Teilnehmer an der ersten Palliative Praxis-Moderatorenschulung der Robert Bosch Stiftung wieder getroffen. Ob ich nicht einmal für einen Vortrag zu einer Tagung nach Berlin kommen möchte? „Gerne!" Das war dann der erste oder einer der ersten Fachtage für Palliative Geriatrie, die Dirk bis heute jedes Jahr veranstaltet. Von da an bin ich bis zum Beginn der Pandemie fast jedes Jahr zu dem Fachtag nach Berlin gefahren und habe Vorträge gehalten. Dirk kam auch ziemlich oft nach Wien und wir haben sehr vieles miteinander besprochen. Dirk hat 2015 gemeinsam mit Roland Kunz, Katharina Heimerl und mir die internationale, deutschsprachige Fachgesellschaft für Palliative Geriatrie gegründet. Ich bin zwar Ehrenvorsitzende, habe mich aber bewusst an der weiteren Entwicklung der Fachgesellschaft nicht beteiligt. Was daraus geworden ist, ist zum überwiegenden Teil das Verdienst von Dirk.

An der Fachzeitschrift für Palliative Geriatrie, die die Gesellschaft herausgibt, habe ich aber von Anfang an mitgeschrieben und schreibe bis heute für fast jede Ausgabe einen Artikel.

Katharina, die seitens des Vorstands der Fachgesellschaft für die Zeitschrift zuständig ist, hat mich von Anfang an gebeten, für jede Ausgabe eine Geschichte zu schreiben – eine Geschichte über einen alten Menschen, den ich lange Zeit gekannt, betreut und begleitet habe. In der ersten Ausgabe erzählte ich zum Beispiel von einer fortgeschritten multimorbiden alten Schauspielerin, die wir an meiner Abteilung betreuten. Kurze Zeit, bevor sie starb, spielte sie noch mit großem Elan die Hauptrolle in dem Weihnachtsstück, das wir für unsere Patientinnen und Patienten aufgeführt haben. Und sie hat alle an die Wand gespielt, erstens weil sie wirklich eine wunderbare Schauspielerin war, und zweitens weil sie sich nicht an den Text gehalten hat. Die anderen haben daher nie die richtigen Stichworte bekommen. Das hat sie natürlich nicht absichtlich gemacht, sie hatte in ihrem hohen Alter einfach schon ein schlechtes Gedächtnis.

Dirk Müller hat wirklich viel für die Weiterentwicklung und Verbreitung der Palliativen Geriatrie geleistet, viele phantastische Ideen geboren und das meiste davon auch umgesetzt. Er hat zum Beispiel das Netzwerk Palliative Geriatrie Berlin gegründet, an dem momentan ungefähr achtzig Pflegeheime beteiligt sind. Zwei Mal hat er mich zu einem solchen Netzwerktreffen eingeladen. Ich war überrascht mitzuerleben, dass es dabei zu einem wirklich guten Austausch über ganz konkrete Probleme in den Heimen kam und gemeinsam mögliche Lösungen gesucht und gefunden wurden. Solche, wenn auch weniger große Netzwerke, gibt es mittlerweile auch in Hamburg, Jena und Luxemburg.

Zu einem ganz wesentlichen Entwicklungsschritt in der noch jungen Geschichte der Palliativen Geriatrie kam es dann 2016: Gian Domenico Borasio richtete an seinem Lehrstuhl für

Palliativmedizin in Lausanne die weltweit erste Professur für Geriatrische Palliative Care ein. Damit sind die Konzepte, die ich mit meinem Team entwickelt habe, wie Gian selbst schreibt[28], „in die klinische Praxis und in die akademische Forschung und Lehre" weitergetragen worden. Eine riesengroße Freude und nie erhoffte Anerkennung für unsere Arbeit!

Ich habe mittlerweile keine direkten Einblicke mehr in das, was sich in den Pflegeheimen in Wien und anderswo abspielt. Vielleicht gibt es mehr Grund zur Hoffnung, als ich derzeit annehme. Meine Tätigkeit als Wanderpredigerin habe ich mit 75 Jahren beendet. Ich wollte aufhören, solange ich noch sicher war, eine wirklich gute Leistung zu erbringen. Inzwischen bin ich 82 Jahre alt geworden und reise - wie erwähnt - seit Ausbruch der Corona-Pandemie auch nicht mehr zu dem Fachtag nach Berlin. Selbstredend mache ich mir auch weiterhin laufend Gedanken über die Behandlung, Pflege und Betreuung hochbetagter Menschen in ihrer oft langen letzten Lebensphase, aber das aktive Engagement für die Palliative Geriatrie überlasse ich jetzt anderen. Alles im Leben hat seine Zeit, und meine Zeit als Vorkämpferin der Palliativen Geriatrie ist nun nach vielen Jahren endgültig vorbei. Aber Lebenssinn wird die Palliative Geriatrie für mich bleiben.

---

28 Gian Domenico Borasio (2021): Geleitwort zur 4. Auflage. In: Marina Kojer (Hg.): Alt, krank und verwirrt. Einführung in die Praxis der Palliativen Geriatrie. 4. erw. u. aktual. Aufl. Stuttgart: Kohlhammer, 10–11.

Eine Hoffnung, die bleibt

EPILOG

Liebe Marina, heute ist der 20. Juni 2023. Wir beide sitzen, wie häufig in den vergangenen anderthalb Jahren, in deiner Wohnung in Sievering im 19. Wiener Bezirk. Mittlerweile ist das unser neuntes Gespräch, bei dem das Aufnahmegerät mitläuft. Begonnen haben wir damit am 9. Dezember 2021. In der Zwischenzeit sind die Interviews nicht nur transkribiert worden. Wir haben aus dem fast 30-stündigen Interview- und Transkriptionsmaterial auch zehn Buchkapitel entstehen lassen – und das stets co-kreativ: Ich habe dir zunächst einen ersten Vorschlag für jedes Kapitel vorgelegt. Du hast dann jeden Vorschlag überarbeitet: umformuliert, ergänzt, korrigiert.

Vielleicht ist das auch für manche Leserinnen und Leser interessant, wenn wir jetzt, wo wir auf der Zielgeraden angekommen sind, zumindest kurz auf diesen 18-monatigen Gespräch- und Buchentstehungsprozess schauen. Wie hast du ihn erlebt?

Nach unseren ersten beiden Gesprächen habe ich begonnen, darüber nachzudenken, wie daraus jemals etwas werden soll, was Hand und Fuß hat. Ich habe ja nicht chronologisch erzählt und bin außerdem von einem Thema zum anderen gesprungen.

Als ich dann den transkribierten Text in der Hand hatte, sind mir erst recht die Haare zu Berge gestanden! Unvorstellbar, dass daraus ein Buch werden soll! Heute weiß ich: Die wahre Kunst an der ganzen Sache ist, wie du alles zusammenfügst. Ich habe im Grunde nicht viel gemacht. Ich habe frei von der Leber weg erzählt, so wie ich frei von der Leber weg schreibe. Dass das Ganze eine Form, ein Gesicht bekommen hat, diese Glanzleistung hast ausschließlich du zu Wege gebracht.

Aber ich kann ja auch nur mit dem arbeiten, was da ist.

Na klar. Aber Ehre, wem Ehre gebührt! Jedes Mal, wenn ich so ein Kapitel weitergeschrieben habe, habe ich mir gedacht: Ich glaube nicht, dass ich das könnte.

Und ich habe mir gedacht: Ich könnte weder so erzählen, wie du erzählt, noch erzählen, was du erzählt hast - aber das versteht sich von selbst. Wie war dieses Erinnern und Erzählen für dich?

Da ist sehr viel passiert. Was für mich eigentlich von unserem ersten Gespräch an im Vordergrund gestanden ist, ist eine große Freude! Das hatte ich nicht erwartet. Zunächst hatte ich eigentlich gar keine Lust, mich auf die ganze Sache einzulassen. Außerdem: Wer weiß, wer da zu mir ins Haus kommt? Wir beide haben uns ja kaum gekannt. Aber dann habe ich mir gedacht: „Na gut, dann mache ich das halt, weil meine Freundin Katharina mich darum gebeten hat und es sich sehr wünscht."

Bevor du und ich uns das erste Mal getroffen haben, hatte ich viele Jahre niemandem von meiner Arbeit im Geriatriezentrum am Wienerwald erzählt. Knapp nach meiner Pensionierung deshalb, weil es mich traurig gemacht hätte, und später, weil es niemanden interessiert hat. Meiner Freundin und Nachbarin Helga habe ich jahrelang viel erzählt und ihre Fragen beantwortet. Sie hat ja auch den ganzen Entwicklungsprozess miterlebt und ich habe sie auch öfter um Rat gefragt. Aber irgendwann hatte sie natürlich auch genug von dem Thema. Zwar liest sie noch immer sehr gerne meine Artikel für die Fachzeitschrift für Palliative Geriatrie, aber das reicht ihr dann im Großen und Ganzen – und das ist ja auch normal. Sonst hat mich in meinem Privatleben niemand danach gefragt. Und außerdem wäre ich auch von selbst nicht draufgekommen, dass es mir ein Bedürfnis sein könnte, davon zu erzählen. Zwar bittet mich Gerda Schmidt jedes Mal, wenn sie eine Woche des Interdisziplinären Lehrgangs für Palliative Geriatrie der Fachgesellschaft leitet, den Teilnehmenden eine oder zwei Stunden von den Anfängen der Palliativen Geriatrie zu erzählen und ihre Fragen zu beantworten. Das mache ich auch ganz gerne. Aber es ist für mich etwas ganz anderes als unsere Gespräche, vor allem viel sachlicher.

Gleich mit unserem ersten Gespräch habe ich gespürt, dass es mir sogar ein großes Bedürfnis ist, diese Zeit und was sie für mich bedeutet hat, noch einmal leben zu lassen. Und es hat sich gezeigt, dass mir das Erzählen unglaublich viel Freude bereitet. Ich habe mich wirklich von Mal zu Mal so gefreut, wenn du gekommen bist, weil dieser ganze Reichtum an Erlebnissen in mir wieder lebendig geworden ist. Ich habe meine Patientinnen und Patienten wieder vor mir gesehen, Mitarbeiterinnen und Mitarbeiter und die ganze Begeisterung, die mich damals erfüllt hat, wieder erlebt. An starke Gefühle erinnert man sich nicht nur, man erlebt sie noch einmal.

Ich bin ja in den vielen Jahren jeden Tag in der Früh so gerne ins GZW gefahren, von Anfang an, aber vor allem, als ich dann meine eigene Abteilung hatte und wir fast täglich wieder etwas Neues erlebt und gefunden haben. Diese kleinen, aber beglückenden Entdeckungen haben in meinem Kopf immer wieder Gedanken entstehen lassen, die zu Ideen wurden und neue Wege und Möglichkeiten eröffneten, die es wert waren, sich näher damit zu beschäftigen.

Und vor allem war es für mich beglückend, dass ich dir über viele meiner Patientinnen und Patienten erzählen konnte und ich gespürt habe, dass du mir wirklich gerne zuhörst! Ich habe diese alten Menschen, die mir noch immer so vertraut sind, wieder leibhaftig vor mir gesehen. Wenn ich zeichnen könnte, hätte ich sie in diesen Augenblicken zeichnen können. Auch viele, von denen ich gar nicht erzählt habe, sind auf einmal wieder dagewesen und haben mich bis zum Ende des Tages und auch die Tage danach begleitet. Das sind Erlebnisse, die ich in meinem Leben nicht missen möchte. Ich bin sehr froh, dass unsere Gespräche dazu geführt haben, dass ich das noch erleben konnte. Und dafür bin ich dir sehr dankbar.

Keine Re-Traumatisierung, sondern eine Re-Vitalisierung.

Absolut!

Du hast ja, was mich sehr gefreut hat, in der Zwischenzeit auch an zwei Erzählcafés in der Wiener Hauptbücherei teilgenommen, die ich moderieren durfte. Teilgenommen an diesen Erzählcafés haben auch Schülerinnen und Schüler sowie Studierende der Gesunden- und Krankenpflege. Und erzählt wurden Geschichten rund ums Lebensende – eigene Erfahrungen mit Sterben, Tod und Trauer. Auch du hast miterzählt und eigene Erfahrungen aus Beruf und Familie mit den anderen geteilt. Und nicht nur mir ist aufgefallen, dass gerade die jungen Menschen sehr beeindruckt waren von deinen Erzählungen. Was glaubst du, warum ist das so?

Ich glaube, dass sie spüren, dass ich weiß, wovon ich spreche – das Fachliche, die Erfahrung, das Wissen. Aber das Fachliche geht bei mir immer mit dem Menschlichen zusammen. Das ist nicht zu trennen und gerade das erreicht auch die Zuhörenden. Und dann kommt noch dazu, dass ich glaube, dass ich dem auch ganz gut Ausdruck verleihen kann. In gewisser Weise bin ich eine Blenderin.

Ah ja, auch mich hast du in den letzten eineinhalb Jahre geblendet.

Natürlich habe ich dich geblendet, nicht absichtlich natürlich, das ist mein Temperament! Wahrscheinlich ist das, und auch dass ich oft mit Händen und Füßen rede, das Erbe meines süditalienischen Vaters.

Weil es die Leserinnen und Leser ja nicht hören und sehen können, werfe ich jetzt einfach mal kurz ein: Wir beide lachen gerade herzlich. Wir haben auch in den letzten eineinhalb Jahren viel miteinander gelacht. Beim Verschriftlichen von Gesprächen geht ja gerade das Non-Verbale leider etwas verloren. In den vergangenen Monaten hab ich mir mehrmals gedacht, dass wir unsere Gespräche eigentlich mit einer Kamera hätten aufnehmen sollen, um einen Film daraus zu machen: mitsamt den vielen Zwischentönen und deiner Mimik und Gestik. Und wie du, wenn du konkrete Erlebnisse mit deinen ehemaligen Patientinnen und Patienten erzählst, geradezu in die verschiedenen Rollen hineinschlüpfst und sie verkörperst!

Ich habe dir ja erzählt: Als ich noch sehr jung war, wollte ich Schauspielerin werden.

Aber dein spielerisches Erzählen ist keine Blenderei! Für dich werden die damalige Zeit und die für dich einzigartigen alten Menschen, mit denen du damals zu tun hattest, lebendig - und ebenso auch für mich. Ich habe die Palliative Geriatrie, von der ich, wie ich zugeben muss, vorher nicht wirklich viel gewusst hatte, nicht als ein abstraktes Konzept kennengelernt, sondern als eine lebendige Praxis. Und ich habe verstanden, dass Palliative Geriatrie auch eine lebbare Praxis in der Sorge für hochbetagte Menschen ist, mit dem Ziel für alle, nicht nur für ein paar Bevorzugte ein gutes Leben bis zuletzt zu ermöglichen. Und damit das Betreuungskonzept gelebt werden kann, braucht es Menschen mit Leidenschaft für diese Aufgabe und mit Kompetenzen, aber ebenso - wie anderswo auch - bestimmte Grundvoraussetzungen und Ressourcen.

Ich habe nie die Ansicht vertreten, dass es weiß Gott was für fabelhafte Bedingungen und Ressourcen und eine Unmenge an Personal bräuchte. Die hatten wir in der Geriatrie nie! Aber es gibt einfach ein Minimum, das vorhanden sein muss, damit eine angemessene Betreuung möglich ist. Wenn Menschen ständig übermüdet sind, wenn sie ihre Arbeit nie zu ihrer eigenen Zufriedenheit erledigen können, kann man von ihnen nicht erwarten, dass sie eine Haltung leben, die sehr viel erfordert: sich selbst zurückzunehmen, Enthusiasmus für eine Aufgabe zu erbringen, an andere zu denken, für andere zu sorgen. Das kann man von niemandem erwarten, der ständig in Zeitnot ist, und sich nicht einmal für das Dringendste ausreichend Zeit nehmen kann. Ich zweifle daher sehr daran, dass das, was wir im Geriatriezentrum am Wienerwald gemacht haben, unter den Bedingungen, die heute vielerorts herrschen, noch gelebt werden kann.

Was zum Beispiel könnte unter den heutigen Bedingungen nicht mehr gelebt werden?

Ich habe ja mehrmals über Herrn Eduard, einen unserer Pfleger, erzählt. 2022 habe ich in der Fachzeitschrift für Palliative Geriatrie einen Artikel über ihn und Frau Poldi, eine unserer Patientinnen, geschrieben. Ich habe erzählt, dass sein persönlicher Einsatz und seine herzliche Zuwendung zu Frau Poldi einen großen Erfolg ermöglicht haben und dass solche Erfolge viel dazu beitragen können, auch unter schweren Bedingungen noch Freude am Beruf zu haben. Im Nachhinein habe ich ein schlechtes Gewissen bekommen, weil ich mir überlegt habe, dass unter den Bedingungen, wie sie heute vielfach herrschen, das, was ich geschrieben habe, wahrscheinlich gar nicht mehr möglich wäre. Eduard hatte damals nicht nur die einjährige Ausbildung zum Validationsanwender gemacht, sondern er lebte das, was er gelernt hatte, auch mit großem Enthusiasmus. Frau Poldi hatte sich schon fast ganz aus dem Leben zurückgezogen, sie war bettlägerig, sprach nicht mehr, und das Essen musste ihr gereicht werden. Als das Team eine Ausbildung in Validation machte, veränderte sich das Bild: Frau Poldi nahm wieder am Leben teil, sie begann wieder, ein bisschen zu sprechen und selbstständig zu essen. Zu dieser positiven Entwicklung hat Herr Eduard durch seine Zuwendung zu der alten Dame sehr viel beigetragen. Einmal fragte er: „Möchten Sie heute vielleicht allein essen?“ Frau Poldi strahlte ihn an und sagte: „Ja freilich!“ – und griff sofort nach ihrem Löffel. Er setzte sie auf, holte sich seinen eigenen Teller dazu und nahm ihr gegenüber Platz: Sie schauen sich an, lächeln einander zu, sie essen gemeinsam – Tischgemeinschaft! Aber wer, der heute in der Pflege arbeitet, hat noch Zeit, überhaupt Mittag zu essen und sich dann auch noch zum Essen zu einer Patientin hinzusetzen? Ich bin überzeugt davon, dass das keine verlorene

Zeit war, sondern ganz wichtig für die Rückkehr dieser alten Dame ins Leben gewesen ist. Aber kann man das heute überhaupt noch? Ich bezweifle es sehr.

Das führt uns eigentlich dazu bzw. mich zu der Frage, ob du am Ende unseres Gesprächs und dieses Buches noch eine besondere Botschaft hast – an wen auch immer?

Weißt du, wenn ich etwas zu adressieren habe, dann an Politik oder Gesellschaft. Das sind die Adressatinnen und Adressaten, die ich wachrütteln möchte und nicht die überforderten und ohnedies schon demotivierten Pflegenden. Sie für die Missstände zur Verantwortung zu ziehen, wäre so, wie wenn man sie ohrfeigen würde. Wenn Pflegende heute zum Beispiel einen Kurs mit einer Storyline erleben, wenn sie aus dem Kurs begeistert herausgehen und das selbst gerne an ihrem eigenen Arbeitsplatz umsetzen möchten, dann aber scheitern, weil sie nur scheitern können, wenn sie keine Zeit für Kommunikation haben, weil sie keine Zeit dafür aufwenden können, wenigstens ein paar Minuten bei einem alten Menschen zu bleiben. Und diese gut investierte Zeit, die es jetzt viel zu oft nicht mehr gibt, ist durch nichts zu ersetzen. Du brauchst ein Minimum an Zeit, und vor allem musst du die innere Ruhe aufbringen können, um dich einem Du zuzuwenden, das deine Zuwendung dringend bräuchte. Die Möglichkeit dafür sehe ich im Moment nicht. Aber dafür sind wirklich nicht die Pflegenden verantwortlich. Die Bedürfnisse von hilflosen Menschen, von Kranken, von beeinträchtigten Menschen, ob sie älter oder noch jünger sind, die Mitmenschlichkeit, dass wir einander sehen und hören – all das muss doch in einer menschlichen Gesellschaft für uns alle und vor allem für die Politik Priorität haben.

Aber weißt du, was mir oft Hoffnung gibt: Alles, was man einmal in die Welt hinein geschafft hat, ist zumindest schon einmal da, ist in der Welt. Und wenn es im Moment auch düster ausschaut, kann es sein, dass man in zehn oder zwanzig Jahren erkennt, wie wichtig es für jede und jeden von uns wäre, bis zuletzt als wertvolles Mitglied der Gesellschaft wahrgenommen zu werden und dass dann vieles wieder besser wird. Man müsste dazu ja gar nichts neu erfinden. Das habe ich mir schon öfter gedacht. Und das ist immerhin eine Hoffnung, die bleibt.

Liebe Marina, ich danke dir sehr für unser Gespräch.

Und ich danke dir, lieber Gert!

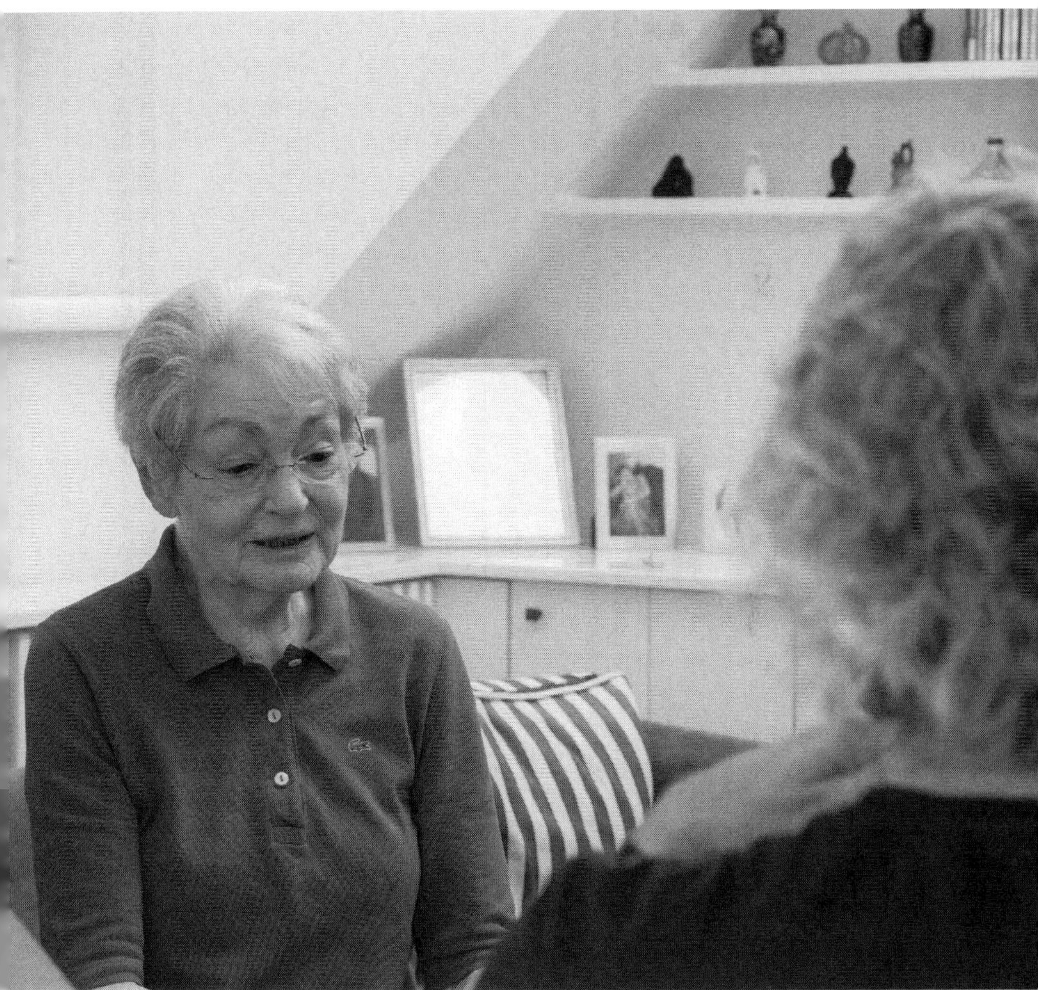

WIR DANKEN!

Auch andere haben zu diesem Buch maßgeblich beigetragen. Dafür möchten wir beide uns herzlich bedanken, zunächst bei der Fachgesellschaft für Palliative Geriatrie, die den Entstehungsprozess finanziell unterstützt hat. Edith Auer hat in bewährter und kompetenter Weise die Interviews transkribiert. Helga Axmann hat uns durch konstruktive Kritik unterstützt, ebenso Ulf Schwänke, der uns darüber hinaus als Norddeutscher darauf hingewiesen hat, welche österreichischen Begriffe und Redewendungen unbedingt in einer Fußnote erklärt und übersetzt werden müssen. Ilona Wenger hat mit ihrem geschulten Auge das Buchmanuskript noch einmal einem Korrektorat unterworfen. Falls sich noch Fehler finden sollten: Sie gehen natürlich allein auf unsere Kappe. Thomas Werchota hat mit seinem zärtlichen Auge unsere Gespräche fotografisch festgehalten. Schließlich brauchte es dankenswerterweise keine Überredungskünste, um Karin Caro davon zu überzeugen, dieses Buch in ihrem hospiz verlag zu veröffentlichen. Unser größtes Dankeschön gilt Katharina Heimerl: neben vielem anderen vor allem dafür, dass sie es war, die uns verkuppelt hat.

Marina Kojer, Gert Dressel im September 2023